歯周治療成功が見えてくる

垂直性骨欠損への対応

編 集・執 筆

和泉　雄一　　二階堂 雅彦

執　筆

小林　宏明	須藤　毅顕	秋月　達也
福場　駿介	竹内　康雄	佐藤　博紀
片桐さやか	前川　祥吾	青木　　章
江尻健一郎	松浦　孝典	小野　　彌
星　　　崇	丸山　起一	水谷　幸嗣
小柳　達郎	野田　昌宏	清水　宏康

（執筆順）

医学情報社

編集・執筆

東京医科歯科大学　歯周病学分野教授
（日本歯周病学会理事長）

和泉　雄一

東京医科歯科大学　歯周病学分野非常勤講師／二階堂歯科医院
（日本臨床歯周病学会理事長）

二階堂雅彦

執筆

東京医科歯科大学　歯周病学分野

小林　宏明 （非常勤講師／住友商事歯科診療所）	須藤　毅顕	秋月　達也
福場　駿介	竹内　康雄	佐藤　博紀
片桐さやか	前川　祥吾	青木　章
江尻健一郎	松浦　孝典	小野　彌
星　嵩	丸山　起一	水谷　幸嗣
小柳　達郎 （非常勤講師／九段デンタルクリニック）	野田　昌宏	清水　宏康 （非常勤講師／清水歯科クリニック）

（執筆順）

はじめに

　近年，歯科医療は「歯の健康」だけに焦点を合わせるのではなく，健康寿命を延ばすための医療として捉えられるようになりました．歯科口腔保健の推進に関する法律（2011年8月）や21世紀における第二次国民健康づくり運動（健康日本21〈第二次〉，2013年4月）が実施され，全身とのかかわりにおける歯周病の予防や，口腔保健の推進に積極的に取り組む必要性が強調されています．さらに，口腔疾患，特に歯周病が全身疾患と深くかかわっていることが最近徐々に明らかにされてきており，私ども歯科医師が行う治療が，患者の全身状態の改善にもつながるということが証明されつつあります．これからの歯科医療は，今までの単なる局所的な治療の提供だけではなく，生活支援や生活の質（QOL）の向上という視点から方向性や社会性が求められており，少子高齢社会における保健・医療・福祉などの専門職種からのニーズに応えることが必要です．

　この歯科医療の中心をなすのが歯周治療です．歯周治療の目標は，第一に歯周局所からプラーク細菌やその代謝産物等の感染源，および感染物質を取り除くことによって，疾患の進行を止めることです．次に，歯周局所の環境を整え，炎症によって破壊された歯周組織を健康なもとの状態に回復させることです．このような観点から，歯周治療は，検査・診断，治療計画の立案，患者への動機づけ，歯周基本治療，再評価，歯周外科治療，咬合・審美性の回復，サポーティブペリオドンタルセラピーやメインテナンスと進められていきます．プラークコントロールを徹底し，歯根面を scaling root planing 等，器械的に清掃することにより，臨床的には probing depth の減少や probing attachment level での付着の獲得，歯肉の強化が得られます．

　しかし，歯周病の病態は多様であり，一通りの歯周治療では対応できません．歯周治療を確実に成功に導くためには，2つのポイントがあります．それは，垂直性骨欠損への対応と根分岐部病変への対応です．今回，その第一弾として，垂直性骨欠損への対応についてまとめました．垂直性骨欠損の原因から始まり，診断，治療法の選択，非外科的治療，外科的治療，そして歯周病専門医の対応について症例を中心にまとめました．垂直性骨欠損への対応について，ここまで詳細にエビデンスに基づき解説した書籍は今までに見られません．研修医の方から歯周病専門医を目指す先生まで，「歯肉縁下のプラークコントロールは全身の健康への入り口」であることを十分認識して，適切な治療が実施され，良質な歯周治療を行うことを通じて，口腔保健の向上のみならず全身の健康維持，増進に寄与することを期待します．

　本書が，最新の情報提供とともに，先生方の日々の診療の一助となれば幸いです．

2016年10月
和泉雄一

CONTENTS

Ⅰ 垂直性骨欠損の原因（小林宏明，須藤毅顕） 006
- 1 歯周組織における免疫応答から骨吸収へ
- 2 垂直性骨欠損とは
- 3 歯周炎以外の原因で生じる骨吸収
    1. 破 折 2. セメント質剥離 3. 排膿路 4. 盲 孔 5. 破孔（パーフォレーション）
    6. 生物学的幅径の侵襲 7. 歯槽骨内における歯の位置 8. 食片の圧入

Ⅱ 垂直性骨欠損の影響（秋月達也，福場駿介） 012
- 1 垂直性骨欠損の歯周組織への影響
    ・垂直性骨欠損から抜歯へのプロセス
- 2 垂直性骨欠損の隣在歯への影響
    ・隣在歯に与える影響についての考察

Ⅲ 垂直性骨欠損の診断と治療法の選択（竹内康雄，佐藤博紀） 016
- 1 垂直性骨欠損の診断
- 2 垂直性骨欠損の治療法
    ・垂直性骨欠損の改善
- 3 垂直性骨欠損残存の影響

Ⅳ 垂直性骨欠損の非外科的治療――基本編（片桐さやか，前川祥吾） 026
- 1 細菌に起因した垂直性骨欠損の非外科的治療
- 2 咬合性外傷を伴う歯の垂直性骨欠損への非外科的治療
- 3 非外科的治療後の歯周組織の再評価の適切な時期

Ⅴ 垂直性骨欠損の非外科的治療――応用編（青木 章，江尻健一郎） 034
- 1 非外科的治療における包括的歯周ポケット治療の必要性
- 2 包括的歯周ポケット治療における手技の実際と使用器具
- 3 Er:YAGレーザーを併用した包括的歯周ポケット治療

Ⅵ 垂直性骨欠損の外科的治療――基本編（松浦孝典，小野 彌） 044
- 1 歯周外科手術適応の判断
- 2 麻酔時のポイント
- 3 切開のポイント
- 4 剥離のポイント
- 5 搔爬のポイント
- 6 縫合のポイント
- 7 術後評価のタイミング

VII 垂直性骨欠損の外科的治療―――応用編（星 嵩，丸山起一）・・・・・・・・・・・・ 052

1 骨移植術
1. 新生骨ができる適切なスペース　2. 骨移植材と生理食塩水，血液との混和
3. デコルチケーション（皮質骨穿孔術）

2 EMD（エナメルマトリックスデリバティブ）の理論と実践
1. 適応症を見きわめる　2. エムドゲインゲルを塗布する際の注意点　3. 骨移植材との併用

3 GTR法の理論と実践
1. 膜の設置とポイント　2. 縫合時のポイント

4 EMDとGTR法の比較

VIII 歯周病専門医のアプローチPart ❶ 低侵襲の歯周外科テクニック（水谷幸嗣）・・・ 058

1 フラップのデザイン
1. HarrelらのMIS　2. TrombelliらのSFA　3. CortelliniらのMIST
4. CortelliniらのM-MIST

2 実際の術式について

IX 歯周病専門医のアプローチPart ❷ 歯周組織再生療法の評価（二階堂雅彦）・・・・・・ 066

1 骨壁による評価
・リエントリー，ヴァーチャル・リエントリーによる評価

2 治療法による評価
1. GTR法は骨移植，OFDよりも良好　2. GTR法とEMDは同等
3. 1壁性では異なる対応が必要　4. GTR法とEMD＋スペースメイキング材は同等
5. 成長因子製剤

3 ディシジョン・ツリー

X 歯周病専門医のアプローチPart ❸ 国内承認材料（小柳達郎，野田昌宏）・・・・・・・・・・・・ 076

1 国内承認材料について

2 国内承認されている骨移植材料の種類と特徴
1. 自家骨　2. 異種骨　3. 人工骨

3 国内承認されているメンブレンの種類と特徴
1. 吸収性メンブレン　2. 非吸収性メンブレン

XI 歯周病専門医のアプローチPart ❹ 国内未承認材料（清水宏康）・・・・・・・・・・・・・ 084

1 国内未承認薬について

2 各未承認薬の種類とその効果
1. DFDBA / FDBA　2. rh-PDGF-BB

I 垂直性骨欠損の原因

小林宏明, 須藤毅顕

1 歯周組織における免疫応答から骨吸収へ

歯周炎は口腔内細菌に対する宿主の免疫応答によって引き起こされ, 歯周ポケットの形成や歯槽骨の吸収といった組織破壊が生じる (図1). 口腔内には 500 種類以上の細菌が生息しており, さまざまな免疫応答を引き起こす因子が存在する. ヒトの生体防御は大きく 2 つに分けられ, 1 つは好中球, NK 細胞, マクロファージ等が担う自然免疫であり, もう 1 つは T 細胞や B 細胞が中心的な役割を担う獲得免疫である. 自然免疫においては, 細菌から放出された PAMPs (pathogen-associated molecular patterns, 図2) や, 細胞がストレスに曝されたときや傷害されたときに放出される DAMPs (damage-associated molecular pattern, 図2) に対して, 自然免疫担当細胞が PRRs (pattern-recognition receptors) を介して病原体や損傷細胞を感知し, 免疫応答が引き起こされる[1] (図3). そして, 獲得免疫においては抗原提示細胞による抗原感知により, T 細胞・B 細胞の活性化が起き免疫応答が誘導される. これら免疫応答の結果, 歯周組織構成細胞である骨芽細胞, 歯根膜細胞等の RANKL 発現産生が亢進され, 破骨細胞前駆細胞の RANK 受容体に直接接触することにより, 破骨細胞誘導が促進される. 破骨細胞には骨を壊す「R 型」とそうでない「N 型」が存在し, Th17 細胞が「N 型」と接触することで, 「R 型」に変化し骨吸収が誘導されると考えられている[2].

歯周組織における免疫応答は, 構成細胞が持つレセプターが刺激因子 (PAMPs, DAMPs, RNA, DNA) と反応することで惹起され, 歯周組織破壊へとつながる. 図3に, 炎症性サイトカインである IL-1 (interleukin-1) の産生経路の一例を示す. さまざまな刺激因子とレセプターの組み合わせが誘導するシグナル経路は多岐にわたっており, 全貌は未だわかっていない.

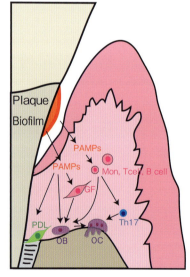

図1 プラークバイオフィルムから始まる骨吸収までの経路. PDL：歯根膜細胞, GF：歯肉線維芽細胞, OB：骨芽細胞, OC：破骨細胞, Mon：単球 (マクロファージ), T cell：T 細胞, B cell：B 細胞, Th17：Th17 細胞

```
PAMPs：Pathogen-associated molecular pattern
              Lipopolysaccharide（LPS）
              Lipoprotein
              Outer membrane
              Pepttiideglycan
              Mannose-rich glycans

DAMPs：Damage-associated molecular patterns
              Necrotic tissue
              Fibrinogen
              Neutrophil
              Elastase
              HMGB-1
              S100s
              Galectins
              Annexins
```

図2 PAMPsとDAMPsの一覧

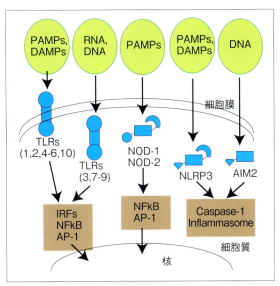

図3 炎症性サイトカインIL-1産生におけるDAMPsとPAMPsとPRRs（Theofilopoulosら[3]，より改変）

2 垂直性骨欠損とは

　歯槽骨吸収には「生理的吸収」と「病的吸収」がある．歯周炎の際に見られる吸収は病的吸収である．日本歯周病学会の専門用語集では，両隣在歯のセメント-エナメル境を結んだ仮想線に対して，ほぼ平行に吸収が見られるものが「水平性骨吸収」，角度のある斜めの吸収が見られるものが「垂直性骨吸収」と定義されている（**図4**）．歯槽骨吸収の同義語として「骨吸収」，類義語・関連語として「くさび状欠損」「垂直性骨吸収」「垂直性骨欠損」と記載されているが，本書では「垂直性骨欠損」を用いる．

　慢性歯周炎における骨欠損形態では，水平性骨吸収が一般的である．垂直性骨欠損はどの歯でも同じように起こり，歯の近心面より遠心面に生じやすいという報告もあれば[4]，大臼歯近心でよく認められるという報告もある[5]．

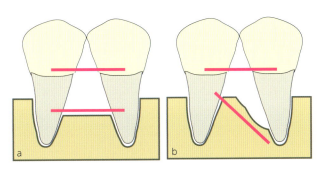

図4 水平性骨吸収と垂直性骨欠損．a：水平性骨吸収．仮想線が水平，b：垂直性骨欠損．仮想線に角度がある

垂直性骨欠損の形成には咬合が関与しているという説と，関与していないという説がある．1901 年に Karolyi ら[6]が，歯周疾患の原因は咬合の負担過重にあると唱えてから，さまざまな研究が行われてきた．現在は，咬合性外傷のみでは歯周炎は引き起こされないと考えられている．

　垂直性骨欠損の進行に関して，Macpanoan らはラットの歯間部にラバーダムを挿入し，組織学的に評価したところ，歯肉の炎症は歯根膜に沿って歯周組織深部まで波及することを報告した[7]．

　Glickman らはアカゲザルを用いた動物実験[8]とヒトの献体解剖観察[9]から，炎症は一般的には歯肉から歯槽骨頂部へと向かうが，咬合性外傷を伴うとその影響により炎症は直接，歯根膜へと向かい，その結果，垂直性骨欠損が生じると報告した．これは，炎症と外傷の影響を2つのゾーンに分けて説明する「共同破壊層」という概念である．プラークからの影響を受ける歯周組織の刺激層（zone of irritation）と歯間水平線維より根尖側の歯周組織において，炎症と外傷が共同して破壊を進行させる現象を「共同破壊層」と呼ぶ．また，Lindhe らも実験的歯周炎ビーグル犬において咬合性外傷を加えた結果，歯槽骨の垂直性吸収を起こしたことを報告している[10]．一方，Weahaug らは死体解剖標本 34 体を，ファセットがある歯とない歯で炎症と骨破壊を評価した．その結果，たとえ外傷の加わっていない歯でも，プラークによる炎症だけで垂直性骨欠損は同等の頻度で生じると報告している[11]．また，Polson らは歯周組織の炎症と咬合性外傷が併発しても，炎症は直接歯根膜には進まず，骨縁下ポケットも生じないと報告した[12]．現在は，外傷のみでは垂直性骨欠損は引き起こされないと考えられている．

　垂直性骨欠損は，歯と歯の距離がある程度離れている際の根面の炎症によって生じると考えられている．骨吸収は炎症により生じるため，根面付近からの炎症によって骨吸収が始まる．隣在する根面と根面の距離が近ければ，片側の根面からの炎症は根面間の全ての骨を破壊し，水平性骨吸収となる．しかし，根面と根面の距離が遠ければ，片側根面側からの炎症は両隣在歯の途中までしか波及せず，結果として垂直性骨欠損の像を呈すると考えられる（図5）．

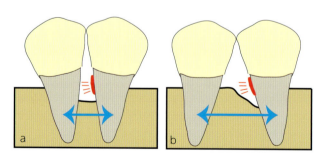

図5　根面間の距離による骨破壊．a：根面間の距離が近い場合には，片側からの炎症は根面間の歯槽骨全てに波及する．その結果，水平性骨吸収像を呈する．b：根面間の距離がある場合は，片側からの炎症は根面間の歯槽骨の途中までしか波及しない．その結果，垂直性骨欠損像を呈する

垂直性骨欠損の原因

3 歯周炎以外の原因で生じる骨吸収

　垂直性骨欠損とは，骨吸収形態の結果に過ぎない．骨吸収を起こし，歯周ポケットを形成する要因はさまざまであり，その中で注意しなければならないものがいくつかある．歯周炎と診断してスケーラーを握りSRP（scaling root planing）を行う前に，本当にSRPで治るのかどうかを考える必要がある．

1．破　折

　根面にクラックが生じると，クラックに沿って唾液が浸入し，唾液中の口腔内細菌によって炎症と骨吸収が引き起こされる．破折初期にはクラックに沿って，局所的な狭くて深い垂直性骨欠損が形成される．微細なクラックの場合にはX線写真にも写らず，触診による確認も困難である．

　Nomaらの報告[13]では，抜去歯に3kgの加重をかけると，10万回目でセメント質のマイクロクラックが発生することを報告している．弱い咬合力でも長期にわたり持続的に力が加わる場合，クラックが発生する可能性がある．

2．セメント質剥離

　Leknesらはセメント質が剥がれると，剥離片による炎症と唾液の侵入により，組織破壊と骨吸収が生じることを報告している[14]．剥離したセメント質破片は異物となり，剥離片周囲に垂直性骨欠損が生じる（**図6**）．

3．排膿路

　根尖性歯周炎がある場合に，根尖からの排膿路が歯根面に沿って形成されることがある．この場合には狭くて深い垂直性骨欠損が形成される（**図7**）．また，根尖性歯周炎から発症した歯周‐歯内病変も垂直性骨欠損が形成される．

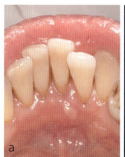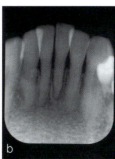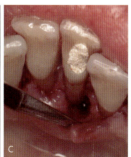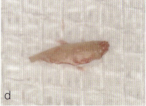

図6 セメント質剥離の臨床像．a：口腔内写真，b：X線写真像，c：骨欠損形態，d：摘出したセメント質剥離片

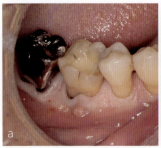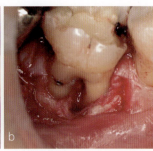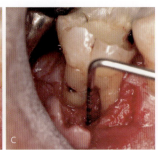

図7 排膿路．a：口腔内写真（sinus tract あり），b：骨欠損形態，c：プローブ挿入による骨欠損深さの計測

4. 盲孔

　盲孔に沿って唾液が浸入し炎症が生じ，深くて狭い骨欠損を起こすことがある．X線写真上では，根尖病巣のような象を呈することもある．上顎側切歯の口蓋側や隣接面が好発部位なので，この部位の狭くて深い骨欠損では，盲孔に注意する．

5. 破孔（パーフォレーション）

　破孔がある場合には，破孔部位周辺に狭くて深い骨吸収を生じる．失活歯の治療においてはパーフォレーションによる感染経路に注意する．

6. 生物学的幅径の侵襲

　生物学的幅径が侵襲されている場合には，歯肉の炎症から限局的な骨吸収を生じることがある．進行した歯肉縁下齲蝕，不適切なマージン設定により，狭くて深い骨吸収が生じることがある．

7. 歯槽骨内における歯の位置

　歯槽骨における歯の位置により，フェネストレーション（fenestration），デヒーシエンス（dehiscence）を生じる．これは歯槽骨内におけるハウジングの問題である．このフェネストレーション，デヒーシエンスの骨欠損形態が，垂直性骨欠損に類似のものを呈する場合がある．デンタルX線写真でわかりにくい場合にはCTにて判断する．

8. 食片圧入

　Hirschfeldは，食片圧入とは食物が咬合により歯間空隙に強く押し込まれることである，と定義している[15]．食物が咬合により常に押し込まれ，圧迫力が歯周組織に絶えず加わる．さらに，圧入された食物が常に歯間空隙に滞在することによって細菌増殖を促し，その増殖した細菌によって炎症が引き起こされると考えられている．Prichardら[16]は，食片圧入によって垂直性骨欠損が引き起こされることを報告した．ラットの研究では，食片

圧入によって歯槽骨吸収がおきることをFujimoto[17]，Matsuura[18]らは報告している．またYokota[19]は，歯周疾患患者においてコンタクトの緩さと歯周組織の破壊度に有意な相関があることを報告した．歯間部における細菌の増殖を防ぐために，食片が留まらないようにすることが重要である．

・まとめ

　垂直性骨欠損は，活性化破骨細胞による骨吸収の結果であり，その発生は歯槽骨内の歯の位置に大きく影響されている．また，歯周治療によって治癒する垂直性骨欠損を判断するためにも，歯周炎以外の骨吸収を起こす因子に対する注意鑑別が必要である．

【参考文献】

1) Shen H, et al: Processes of sterile inflammation. J Immunol, 2013;15;191（6）:2857-2863..
2) Kikuta J, et al: Dynamic visualization of RANKL and Th17-mediated osteoclast function. J Clin Invest, 2013;123（2）:866-873.
3) Theofilopoulos AN, et al: Sensors of the innate immune system: their link to rheumatic diseases. Nat Rev Rheumatol, 2010;6（3）:146-156.
4) Nielsen JI, et al: Interproximal periodontal intrabony defects: prevalence, localization and etiological factors. J Clin Periodontol, 1980; 7:187
5) Larato DC: Intrabony defects in the dry human skull. J Periodontol, 1970;41:496
6) Karolyi M: Beobachtungen caber PyorrheaAlveolaris. Viertel jschr. Zahnheilk, 1901;17 : 279.
7) Macapanpan LC, et al: The Influence of injury to the periodontal membrane on the spread of gingival nflammation. J Dent. Res, 1954; 33 : 263
8) Glickman I, et al: Adaptive alterations in the periodontium of the rhesus monkey in chronic trauma from occlusion. J Periodontol, 1968;39（2）:101-105.
9) Glickman I : Clinical Significance of trauma from occlusion. J Am Dent Assoc,1965;70:607-618.
10) Lindhe J, et al: Influence of Trauma from Occlusion on Progression of Experimental Periodontitis in the Beagle Dog. J Clinical Periodontol, 1974; 1 : 3
11) Waerhaug J: The angular bone defect and its relationship to trauma from occlusion and downgrowth of subgingival plaque. J Clin Periodontol, 1979;6（2）:61-82..
12) Polson AM, et al: Effect of periodontal trauma upon intrabony pockets. J Periodontol. 1983;54（10）:586-591.
13) Noma N, et al: Cementum crack formation by repeated loading in vitro. J Periodontol. 2007;78（4）:764-769.
14) Leknes KN, et al: Cemental tear: a risk factor in periodontal attachment loss. J Periodontol, 1996 ;67（6）:583-588.
15) Hirschfeld I: Food impaction : J Amer Dent Ass,1930;17:1504-1528
16) Prichard JF: Advanced periodontal disease.　W.B. Saunders Co., Philadelphia and London,1972.
17) Fujimoto Y: Histopathological study of the experimental food impaction in rats. Effects of the differences caused by the degree of compression and forms of diet. Nihon Shishubyo Gakkai Kaishi, 1988;30（3）:802-26.
18) Matsuura T: Histopathological and scanning electron microscopical studies on the change of the periodontal tissue after food impaction in rat molar teeth. Kyushu Shika Gakkai, 1988;42: 733-752
19) Yokota S, et al: Relationship between the extent of periodontal destruction and interdental proximal contact space in periodontal patients. Journal of the Japanese Society of Periodontology, 1995;37（2）392-399.

II 垂直性骨欠損の影響

秋月達也,福場駿介

1 垂直性骨欠損の歯周組織への影響

●垂直性骨欠損から抜歯へのプロセス

　歯周炎およびそれに伴う歯周組織破壊の結果,骨欠損が生じるが,それが水平性となるか垂直性となるかは,さまざまな要因が関与しており,垂直性骨欠損の原因に関しては,個々のケースに対して詳細な検討が必要である.

　これまでのところ,歯周治療を行わなかった際の歯の喪失に関して,垂直性骨欠損に限定して検討した文献は少ない.Papapanouらは歯周治療を行わなかった患者において,垂直性骨欠損と水平性骨欠損が歯の喪失に関係があるかどうかを10年にわたり調査した.垂直性骨欠損の定義としてはX線写真上で2mm以上の欠損があるものとし,2mmを1度,2.5～4mmを2度,4.5mm以上を3度と分類した.結果として,ベースライン時に水平性骨欠損が認められた歯(3,572歯)では喪失率は12.7%であり,垂直性骨欠損1度(442歯)では22.2%,2度(160歯)では45.6%,3度(63歯)では68.2%であった.このように治療を行わない場合には,垂直性骨欠損を有する歯は水平性骨欠損と比較して喪失率が高いことを報告している[1].歯周治療を行わなかった際の一般的な歯の喪失についてBeckerらは,検査後に治療を受けずにいた患者に再度連絡を取り,検査した結果,患者1人あたりの平均喪失歯数は1年あたり約0.36本であったとしている[2].また最近では,Harrisが同様の検討を行い,約0.32本との結果を発表している[3].実際,臨床において意図的に治療を行わないことはないが,さまざまな理由により治療を中断せざるを得ない場合があり,原因因子の除去が行われない場合には歯周組織の破壊が進行し,抜歯に至ることも経験する(図1,2).

　この通り,歯の喪失は臨床上最も興味のあるテーマであるが,前述の通り,歯の喪失に至るまでは長い期間がかかり,臨床研究の指標として設定するには難しい.そのため,歯の喪失に代わり「アタッチメントレベル(アタッチメントゲイン,またはアタッチメントロス)」を指標として用いることが多い.先に述べたHarrisの報告では,初診時の検査でBOP＋であった部位,大臼歯部の根分岐部病変が存在している部位,歯間部,PD(probing depth)が7mm以上の部位,動揺度が2度以上の部位において,その後治療を行わず検

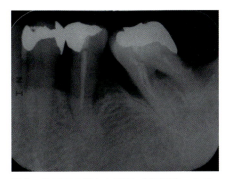
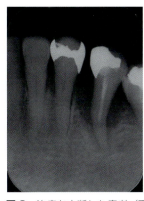
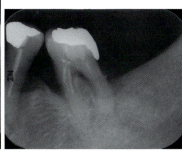

図1 治療を中断した患者（初診時）．女性，60歳．初診時に歯周治療の必要性について説明したが，主訴の部位の齲蝕治療のみを希望され，治療を中断した．初診時X線写真検査結果．「5 遠心に歯根長2/3に至る垂直性骨欠損像を認めた．「7は近心傾斜しており，近心に歯根長1/2を超える垂直性骨欠損像を認め，遠心にも歯肉縁下歯石を認めた．「5 に関しては咬合調整，SRP等の治療が必要と考えられたが，患者の同意が得られず，治療を行うことができなかった

図2 治療を中断した患者（再来院時）．治療を中断し，約2年後に左下の奥歯の揺れが気になるとのことで再来院された．「5は遠心傾斜し，根尖に至る歯槽骨の吸収を認め，動揺度は3度であった．「7近心の垂直性骨欠損像に関しては，大幅な進行は認められない．「4の歯根膜腔の拡大が認められるようになった．このとき，再度歯周治療の必要性について説明したところ，全顎的な治療を受け入れていただき，「5は抜歯に至ったものの，他の部位は歯周外科治療を含めた治療を行うことができた

査した際に，2mmを超えるアタッチメントロスが起こっている率が高かったことが述べられている．

　垂直性骨欠損に関しては，その解剖学的形態により骨縁下ポケットが残存する．

　垂直性骨欠損を完全に除去するには，「骨切除」「歯周組織再生治療」を行う必要がある（これらについては，後の章で詳述する）．垂直性骨欠損にSRP，フラップ手術を行った場合，上皮性の付着により治癒するとされており，歯周ポケットが浅くなりアタッチメントゲインが得られたとしても，完全に垂直性骨欠損が改善されてはいないと考えられる．しかしながら，良好なプラークコントロール等，好条件が揃った場合には長期間にわたり安定し，維持できることもある（図3〜5）．

　これまで述べたように，垂直性骨欠損の存在そのものが歯の喪失のリスクとなる直接的なエビデンスはないものの，その解剖学的形態から，アタッチメントロスが起こる確率が高くなる深い歯周ポケット，BOP＋という状態を伴うことがあり，その場合には積極的に治療を行う必要性が高いと考えられる[4,5]．

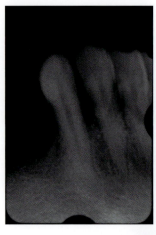

図3 SRPで垂直性骨欠損のある歯を保存できた患者（初診時）．男性，59歳．初診時，3̲近心頬側に6mmのPDを認め，X線写真上で同部に歯根長1/2を超える垂直性の骨吸収像を認めた．口腔衛生指導，SRPを含めた歯周基本治療を行った（2006年1月）

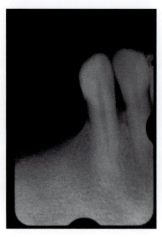

図4 SRPで垂直性骨欠損のある歯を保存できた患者（再評価；SPT移行時）．歯周基本治療後，3̲を含む下顎前歯部はPDが3mm以下，BOP−であったため，歯周外科手術は行わなかった．X線写真上で3̲近心の骨吸収像の改善が認められる．SRPのみを行ったため，上皮性の付着（修復）により治癒したものと考えられる（2008年12月）

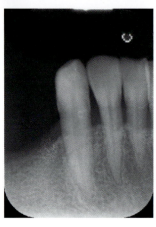

図5 SRPで垂直性骨欠損のある歯を保存できた患者（SPT時，術後8年．初診から10年）術後1〜3カ月に一度のSPTを定期的に行っていた．X線写真上で3̲近心の骨吸収像は認められず，臨床的にもPDは3mmでBOP−であり，良好に経過している．患者のプラークコントロールも良好に維持できている．このように，プラークコントロールが良好で継続してSPTを行うことで，上皮性の付着による治癒でも良好にコントロールできることもある（2016年1月）

2 垂直性骨欠損の隣在歯への影響

●隣在歯に与える影響についての考察

　Heinsらは，下顎犬歯〜第3大臼歯間の2歯間の歯間部において，深い垂直性骨欠損が，隣接する反対側の歯の歯槽骨に影響を与えるかどうかを調べて報告している[6]．フラップ手術を行った後，歯間部で，一方の歯が深い垂直性骨欠損を示し，他方の歯は浅い欠損である41名の患者より得られた51部位のデンタルX線写真について，平均11.8年の経過で比較した．結果として，深い垂直性骨欠損があった部位では，歯槽骨頂は歯根長の53.6％から50.9％へと有意に歯槽骨吸収が進んだが，浅いほうでは77.7％から77.5％への変化で，有意差は認められなかった．筆者らは，歯間部の垂直性骨欠損は治療によりコントロール可能であり，深い垂直性骨欠損が隣在歯の付着の高さに影響を直ちに与えるものではない，と結論づけている．

　しかしながら，Waerhaugらによると，プラークが存在する部位から周囲約1.5mmまで炎症の影響があったとの報告[7]や，Machteiらによる保存困難な歯に治療を行わなかっ

II 垂直性骨欠損の影響

た場合,隣在歯の歯槽骨吸収に悪影響を及ぼしたとの報告[8]もあり,隣在歯への影響がまったくないとは考えにくい.実際の臨床においても,特に歯根が近接している場合において骨欠損が大きくなった場合には,隣接する歯の付着に影響を与えるのではないかと思わせるような場合もあり,少なくとも歯周ポケット内に炎症がなく,歯槽骨の吸収,アタッチメントロスがそれ以上進行しないように,治療する必要があると考えられる(**図6**).

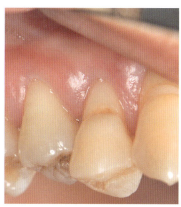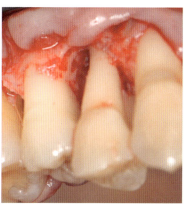

図6 垂直性骨欠損の例.フラップ手術の術中写真.4|遠心に1壁性の垂直性骨欠損を認めた.5|近心に関しては,骨吸収はそれほど進行していないが,4|遠心の垂直性骨欠損を治療せずに放置した場合,5|近心の歯槽骨に対しても影響が出た可能性が予想される所見である

【参考文献】

1) Papapanou PN, et al: The angular bony defect as indicator of further alveolar bone loss. J Clin Periodontol.1991,18(5):317-322.
2) Becker W, et al: Untreated periodontal disease: a longitudinal study. J Periodontol. 1979;50(5):234-244.
3) Harris RJ: Untreated periodontal disease: a follow-up on 30 cases. J Periodontol. 2003;74(5):672-678.
4) Lang NP, et al: Bleeding on probing. A predictor for the progression of periodontal disease? J Clin Periodontol.1986;13(6):590-596.
5) Lang NP, et al: Absence of bleeding on probing. An indicator of periodontal stability. Jclin Periodontol.1990;17(10)714-721.
6) Heins P, et al: Relative stability of deep- versus shallow-side bone levels in angular proximal infrabony defects. J Clin Periodontol. 1989;16(1):59-64.
7) Waerhaug J, et al: The Infrabony Pocket and Its Relationship to Trauma from Occlusion and Subgingival Plaque. J Periodontol 1979;50(7):355-365.
8) Machtei EE, et al: Proximal bone loss adjacent to periodontally "hopeless" teeth with and without extraction. J Periodontol. 2007;78(12):2246-2252.

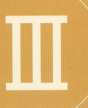

垂直性骨欠損の診断と治療法の選択

竹内康雄，佐藤博紀

1 垂直性骨欠損の診断

　垂直性骨欠損の治療は，まずは原因因子の除去を行う．通常，患者自身のブラッシングによるセルフプラークコントロール，SRP，プラークリテンションファクターの除去等に加え，外傷性咬合や食片圧入等の改善が基本治療として行われる．一方で，歯周組織破壊が極端に進行している場合，また治療したとしても良好な予後が望めない場合等は，骨や軟組織のこれ以上の喪失を避ける意味でも早期の抜歯を検討すべきである．垂直性骨欠損を伴う歯の場合，この「保存か抜歯か」の判断に迷うことが多い．これは歯周組織再生治療が繊細な手技に基づくものであり，その予知性が他の歯科治療と比べれば低いことによると思われる．また，補綴治療を含んだ一口腔単位の中で患歯を機能させることを考えねばならない症例なら，患者側の因子（治療回数や費用，治療に対する患者の満足度）も絡むため，さらに判断は難しくなる．

　ただし，近年の再生治療技術の進歩は目覚ましく，その確実性は以前と比べれば飛躍的に向上している．CortelliniとTonettiらは，2015年のReviewにおいて骨内欠損に対する再生治療の限界について述べている[1]．根尖部に至るか，根尖部を越える垂直性骨欠損を伴う25歯に再生治療を行った結果，23歯（92％）が良好な治療経過を示したと報告している．クリニカルアタッチメントゲインが平均7.7mm，X線写真上での骨獲得量が平均8mmであり，このうち84％が問題なく5年経過したとしている．進行した垂直性骨欠損が認められ，以前なら保存困難と診断されていた歯であっても，現在では残せる可能性が出てきたということである．慎重な症例選択と術者の十分なトレーニングは必須であるが，齲蝕や歯内病変等がなく，再生治療を試みる余地が残されている歯であるなら，まずは保存を試みるという姿勢でよいのかも知れない．

2 垂直性骨欠損の治療法

●垂直性骨欠損の改善

　原因を除去した後の垂直性骨欠損の改善法は，いくつかの方法が考えられる（**表1**）．

これら治療法を決定するには、さまざまな因子について考慮する必要がある（**表2**）。特に、欠損の大きさの把握（PD；pocket depth，骨壁数，骨欠損部の幅・深さ等）は治療法を決定するうえで重要となる。プロービングやデンタルX線写真だけでなく、ボーンサウンディング等を行い、慎重に検査すべきである。近年では歯科用 Cone-Beam CT の画像精度が高くなったことで、非侵襲的に骨欠損形態を把握することが可能となり、有効な検査手段となっている。

表1 垂直性骨欠損の治療法（千葉 1998[2]）より引用・改変）

①歯周組織再生治療
②骨整形・骨切除を伴う歯周外科
③自然挺出，矯正的移動
④抜根，抜歯

表2 垂直性骨欠損の治療法を決定するうえで必要な主たる検討項目

局所因子：
　ポケットデプス
　骨内欠損の形態（骨壁数，欠損深さ，幅）
　付着歯肉幅，歯肉のバイオタイプ
　根分岐部病変の有無，程度
　歯冠歯根比
　動揺度
　口腔衛生状態
　治療後の修復・補綴形態
　パラファンクションの存在
　審美的要素

全身因子：
　歯周治療にかかわる全身疾患の有無，程度
　（糖尿病の存在，ビスフォスフォネート系製剤・抗血栓薬の服薬）
　喫煙の有無

1）歯周組織再生治療

歯周組織再生治療には、GTR法（guided tissue regeneration；歯周組織再生誘導療法）、骨移植術、EMD（enamel matrix derivative；エナメルマトリックスデリバティブ）の応用等の方法があり、これらを単独または併用して治療が行われている。予知性を持って本治療を行うには欠損形態の把握と術式の選択が重要であり、この適用については、AAP（American Academy of Periodontology；アメリカ歯周病学会）による Practical applications での報告[3]が参考となる（**図1**）。

この Decision tree では、最初に垂直性骨欠損の中でも骨内欠損の深さが 3mm 以上の症例が選択される。GTR法による歯周組織再生を評価した Klein らの報告[4]では、Baseline 時の骨内欠損深さが 3mm 未満の場合はその予知性に欠けたとされており、その場合は再生治療ではなく骨整形や骨切除による改善を優先すべきである。

3mm以上の骨欠損については，その後，骨壁数と欠損幅をもとに治療法が決定される．骨壁数は骨内欠損の欠損形態を表現する最も一般的なもので，その欠損を取り囲む骨壁の数で1壁性，2壁性，3壁性，4壁性に分類される（**図2**）．ただし実際の臨床では，たとえば欠損底部と上部で欠損形態が異なることから「混合性」と診断されることも多い．

　欠損の形態はその再生のポテンシャルを示すと考えられる．一般的に骨壁数が多い症例，すなわち欠損部が骨で囲まれている場合は，再生にかかわる細胞が集まりやすく，かつ治療に用いる材料が欠損部位に留まりやすいため，再生治療に向いている．また，欠損幅については小さいほうが有利である．3壁性で欠損幅が小さい症例であれば，特定の術式を単独で用いることができると考えられる．GTR法とエムドゲイン® 単独療法の臨床的な有効性は，ほぼ同等であると結論づけている文献が多い[5,6]．一方，欠損幅が大きい症例や1壁性ないし2壁性の症例では，骨欠損部において歯肉弁の陥凹が生じやすいため，骨補塡材やメンブレン等を併用して，再生の場を確保するといった工夫が必要となる．また，Zucchelliら[7]はエムドゲインを用いた再生治療はGTR法よりも治療後の歯肉退縮が少ないと報告しており，審美性が要求される前歯部ではエムドゲインのほうが使用しやすいと思われる．

III 垂直性骨欠損の診断と治療法の選択

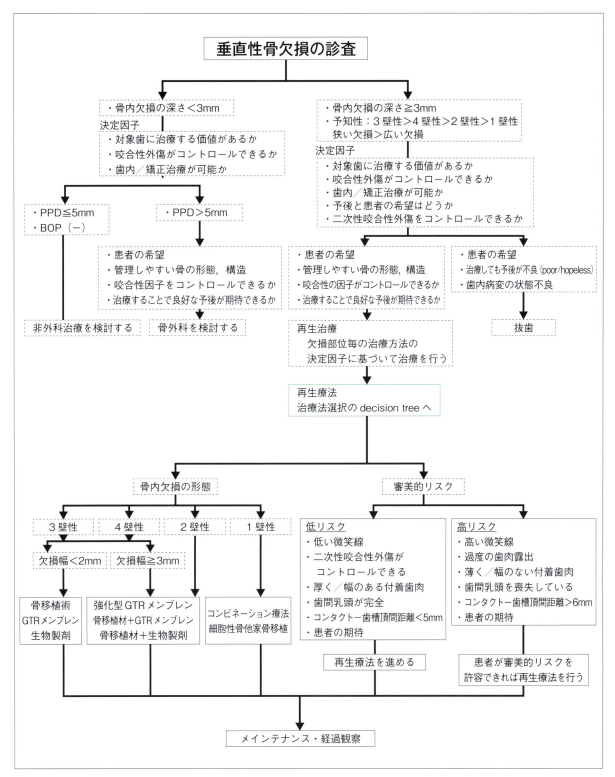

図1 垂直性骨欠損に対する再生治療法決定法（Reynoldsら，2015[3]）より．
再生治療を実施する前提条件として，3mm以上の深さを持つ骨内欠損が，まず挙げられている．その後，欠損形態や患者の審美的要求度等から治療法が選択される

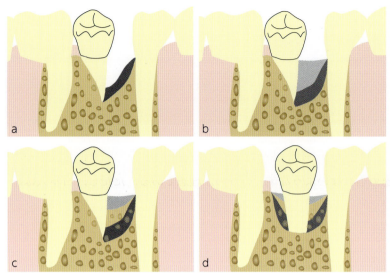

図2 a：1壁性骨欠損．唇頰側壁，舌側壁の両壁が失われ隣接歯側の壁のみ残存，b：2壁性骨欠損．隣接歯側の壁と，唇頰側壁，舌側壁のいずれか1壁が残存，c：3壁性骨欠損：隣接歯側の壁と，唇頰側壁，舌側壁の3壁が残存し，中央で陥没，d：4壁性骨欠損．根周囲に吸収があるが，外壁が残存

　再生治療の結果に影響を与える全身・環境因子の主要なものとして「喫煙」がある．骨内欠損に対して再生治療を行った研究では，喫煙者は非喫煙者と比較して歯周組織の改善が少なかったと報告されている[8,9]．また，重度の糖尿病患者では術後の治癒が悪いことが知られている．糖尿病患者に再生治療を適用した際の臨床効果については十分に検討されていないが，行わないことが望ましいと思われる．

　急速な歯周組織破壊を特徴とする侵襲性歯周炎では，垂直性骨欠損がしばしば認められる．遺伝的素因により歯周病に対する感受性は高いと考えられているが，治療に対する反応は必ずしも悪いというわけではなさそうである．Evansら[10]は限局性の侵襲性歯周炎患者に対し，β-TCP（beta-tricalcium phosphate；β型リン酸三カルシウム）やハイドロキシアパタイト等の骨移植材に，抗菌薬であるテトラサイクリンを混和したものを骨欠損の治療に用い，良好な治癒が得られたことを報告している．

　GTR法による歯周組織再生を試みたZucchelliら[11]は，侵襲性歯周炎患者と慢性歯周炎患者，各10名の骨内欠損に対し治療を行い，治療1年後における有意なクリニカルパラメータの改善を報告しているが，この際，侵襲性歯周炎患者と慢性歯周炎患者で治癒の程度に有意差は認められなかった．また，Takanashiら[12]は日本人の広汎型侵襲性歯周炎を対象に，エムドゲインと術後のセフジニル全身投与を行い，垂直性骨欠損に良好な治癒が得られたことを示した．これらの報告がある一方で，侵襲性歯周炎と慢性歯周炎患者にエムドゲインを用いた再生治療を行ったVandanaら[13]の研究では，両患者群ともに有意な臨床的パラメータの改善が認められたが，再生治療とフラップ手術の間で有意差は認められなかった．

　このように，歯周組織再生治療は侵襲性歯周炎患者に対しても有効であると推測されるが，報告数が少なく，またそれぞれの研究で欠損形態や研究デザインが異なるため，十分

な比較検討ができているとは言い難い．そのため，インフォームドコンセントを行ったうえで，慎重に治療を検討する必要がある．

2）骨整形・骨切除を伴う歯周外科

前述のように，Baseline時の骨内欠損深さが3mm未満の症例では，再生治療の予知性は低いとされており，骨整形や骨切除による改善が優先される．固有歯槽骨も一部削除せざるを得ない場合があるため，歯槽骨内に歯根が十分残っている症例（理想的には歯根の2/3程度）で，動揺が認められないような歯で行うのが理想である．ただし，日本人は欧米人と比べて歯根も短いことから，適応となる歯は意外と少ないため，代わりにフラップ手術や再生治療を適用する症例も多いと思われる．

3）自然挺出・矯正による歯の移動

歯周組織再生療法と比較した挺出の特徴として，歯冠歯根比の改善という長所を持つが，アタッチメントゲインが得られないという短所も持ち合わせている．そのため適応は限られるが，囲繞性（4壁性）の骨欠損で，欠損形態の改善と歯槽頂の平坦化を図りたい場合，また根面溝といった解剖的な問題や咬合等の機能的な問題のために再生治療の適用が困難な場合，および傾斜歯等に対しては有効なオプションとなり得る（**図3**）．

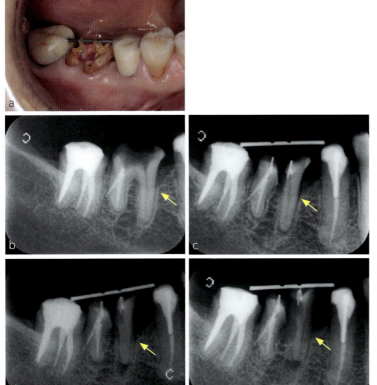

図3 限局矯正による歯の挺出（症例提供：江尻健一郎先生）．
a, b：下顎右側第一大臼歯近心根歯冠側に破折線が認められ，それに起因すると思われる垂直性骨欠損が存在した，c：歯周組織再生治療での改善は不可と考え，歯根分割，d：近心根の挺出を図った，e：垂直性骨吸収の欠損底部（矢印）が引き上げられ，形態が改善しているのがわかる

4）抜根・抜歯

　２度や３度の進行した根分岐部病変では，再生治療の適用が困難な場合がある．残存支持骨量や，その患歯が残った際，歯列の中でどのように機能できるかを考慮したうえで，分割抜歯や抜歯が選択されることがある．分割の際は歯根の離開度やルートトランクの長さ，残存支持骨量等を考慮したうえで，抜歯する歯が選択される．

3 垂直性骨欠損残存の影響

　垂直性骨欠損では，一般的に治療器具のアクセスが困難な深い歯周ポケットが形成されることが多く，再生治療を含む歯周外科を行い，骨欠損形態を改善することが治療目標とされることも多い．ただし，垂直性骨欠損を伴う歯の予後が，垂直性骨欠損の改善の有無に大きく左右されるかというと，必ずしもそうではない．Roslingら[14]は楔状骨欠損のある患者に対して５種類の異なる歯周外科を行い，２年後の状態を評価している．その結果，感染をコントロールできれば，骨欠損改善のために積極的な処置を行わなかったとしても，良好な結果が得られうることを示している．同様に，垂直性・水平性いずれの骨欠損形態であったとしても，歯周治療および定期的なメインテナンスを適切に行えば，経年的な骨吸収への影響は同程度であるとする報告もある[15, 16]．

　また，積極的な歯周治療後に患歯がどのような経過を辿ったかを調査したコホート研究[17]では，患歯の経過に関連する因子として，歯冠歯根比や骨喪失の程度，ブラキシズムの存在等が挙げられているものの，骨欠損形態については含んでいない（**図4**）．これは，全ての症例で骨欠損の改善を目指さなければならないというわけではなく，歯周組織に炎症を起こしている原因因子を丁寧に取り除き，プラークコントロールしやすい形態をつくることが，最も大切であるということを意味している．

・まとめ

　垂直性骨欠損への対応法はさまざまであり，症例によりこれらを選択，または組み合わせて治療にあたる必要がある．また，必ずしも再生治療が適応できなくとも，SRPやフラップ手術といった組織付着療法を確実に行えば，歯周組織を安定させることができる症例も多くあることを忘れてはならない．

III 垂直性骨欠損の診断と治療法の選択

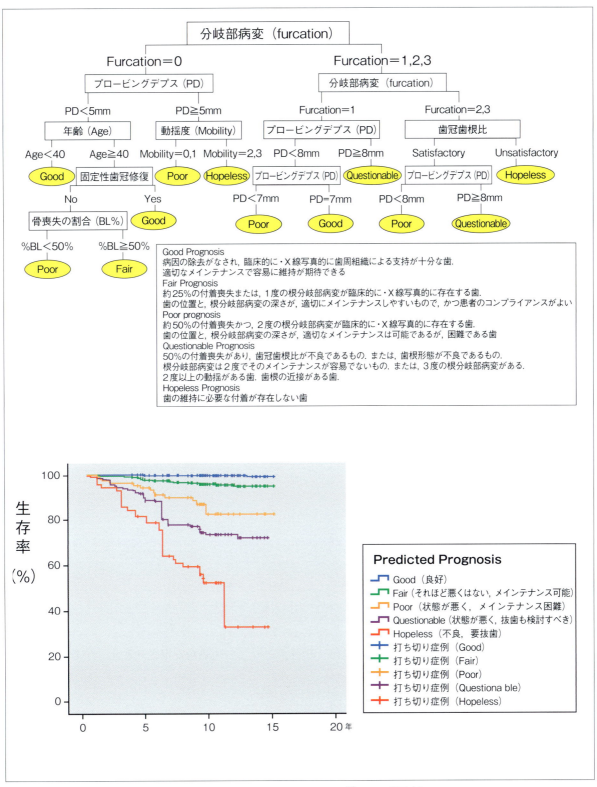

図4 歯の予後判定チャート（上段）とその実際（下段．Nunnら，2012[17]より一部改変）．
歯周治療後の歯の経過を残存ポケットや根分岐部病変，歯冠歯根比等の臨床的な要素をもとに推測するためのチャートであり，統計学的な検討も加えて作成されたものである．実際にこのチャートをもとに歯の生存率を見ると，"Hopeless"と診断された歯の5年経過後の生存率は，他の群と比較して著しく低いことが見てとれる．

【参考文献】

1）Cortellini P,Tonetti MS: Clinial concepts for regenerative therapy in intrabony defects. Periodontol 2000, 2015;68:282-307.
2）千葉英士：歯周病治療から歯科臨床の基本を考える．3.垂直性骨欠損への対応，歯界展望，医歯薬出版，東京，1998;6:1385-1400.
3）Reynolds MA,et al: Periodontal regeneration-intrabony defects:Practical applications from the AAP regeneration workshop.Clin Adv Periodontics,2015;5:21-29.
4）Klein F,et al: Radiographic defect depth and width for prognosis and description of periodontal healing of infrabony defects.J Peirodontol,2001;72:1639-1646.
5）Zucchelli G,et al: Enamel matrix proteins and guided tissue regeneration with titanium-reinforced expanded polytetrafluoroethylene membranes in the treatment of infrabony defects: a comparative controlled clinical trial.J Peirodontol,2002;73:3-12.
6）Cortellini P,Tonetti MS: Clinical performance of a regenerative strategy for intrabony defects: scientific evidence and clinical experience.J Peirodontol,2005;76:341-350.
7）Zucchelli G,et al: Enamel matrix proteins and bovine porous bone mineral in the treatment of intrabony defects: a comparative controlled clinical trial.J Peirodontol,2003;74:1725-1735.
8）Sculean A,et al: The effect of postsurgical antibiotics on the healing of intrabony defects following treatment with enamel matrix proteins.J Periodontol,2001;72:190-195.
9）Loos BG, et al: Use of barrier membranes and systemic antibiotics in the treatment of intraosseous defects.J Clin Periodontol,2002;29:910-921.
10）Evans GH,et al: Effect of various graft materials with tetracycline in localized juvenile periodontitis.J Periodontol,1989;60:491-497.
11）Zucchelli G,et al: GTR treatment of intrabony defects in patients with early-onset and chronic adult periodontitis. Int J Periodontics Restorative Dent,2002;22:323-333.
12）Takanashi T,et al: Treatment of generalized aggressive periodontitis with enamel matrix derivative and implant prosthesis:a case report. Clin Adv Periodontics,2012;2:187-194.
13）Vandana KL,et al: Clinical and radiographic evaluation of Emdogain as a regenerative material in the treatment of interproximal vertical defects in chronic and aggressive periodontitis patients. Int J Periodontics Restorative Dent,2004;24:185-191.
14）Rosling B,et al: The healing potential of the periodontal tissues following different techniques of periodontal surgery in plaque-free dentitions. A 2-year clinical study. J Clin Periodontol,1976;3:233-250.
15）Greenstein B et al: Stability of treated angular and horizontal bony defects:a retrospective radiographic evaluation in a private periodontal practice.J Periodontol,2009;80:228-233.
16）Pontoriero R,et al: The angular bony defect in the maintenance of the periodontal patient. J Clin Periodontol, 1988;15:200-2004.
17）Nunn ME, et al: Development of prognostic indicators using classification and regression trees for survival. Periodontol 2000,2012;58:134-142.

Ⅳ 垂直性骨欠損の非外科的治療 ―基本編

片桐さやか，前川祥吾

　日常の臨床において垂直性骨欠損というと，一般的に再生療法を伴う歯周外科を思い浮かべることが多いのではないだろうか．しかしながら，垂直性骨欠損を伴う歯周炎に対し，歯周基本治療として非外科的治療を行うことは非常に重要であり，まず，垂直性骨欠損ができた原因に対して適切にアプローチすることが肝要である．Ⅰ章にあるように，垂直性骨欠損を伴う深い歯周ポケットを呈する原因はいくつか存在するため，十分に診査・診断し，適切な治療法を選択することを常に心がける必要がある．以下，本章ではプラークに起因した垂直性骨欠損，および咬合性外傷を伴う歯の，垂直性骨欠損に対する非外科的治療について紹介する．

1 細菌に起因した垂直性骨欠損の非外科的治療

　垂直性骨欠損を伴う深い歯周ポケットに対して，SRPを適切に行うことは易しくない．垂直性骨欠損を伴う部位は，周囲に比べ深い歯周ポケットを形成してしまうからである[1]．一般的に，歯周ポケットが深くなると歯周炎の治療が困難となる．図1のように，歯周ポケットが深くなるにつれて，歯石の残存率は高くなる[2]．また，Bowerら[3]によると，SRPによく用いられるスケーラーであるHu-Friedy社のグレーシーキュレットの刃部は，幅0.84mm（レンジは0.75～0.95mm）となっており（図2），垂直性骨欠損の形態によっては，一般的なスケーラーの使用法では歯周ポケット底部まで適切にアクセスできず，治療が奏功しないことも多い．さらに，盲目的に歯周ポケット内部のデブライドメントを行うSRPでは，技術的な熟練が非常に重要となる．Brayerら[4]によると，SRPの技術が未熟な歯科医師（歯周病専門医を目指す歯周病学分野の2年生）では，歯周ポケットが3mm未満では86％，4～6mmでは66％，6mmより大きい場合では34％の歯石の除去率であるが，熟練された歯周病専門医では，歯周ポケットが3mm未満では96％，4～6mmでは79％，6mmより大きい場合では81％の歯石の除去率であった（図3）．周囲に比べ，より深い歯周ポケットを伴うことが多い垂直性骨欠損を伴う病変部では，骨欠損部への適切なアクセスを困難にさせる．これが，垂直性骨欠損を伴う深い歯周ポケットに対してSRPを適切に行うことが難しい所以である．

　以上の点を踏まえ，熟練したSRPの技術を持ち適切な器具でのアプローチが可能であ

IV 垂直性骨欠損の非外科的治療―基本編

れば，垂直性骨欠損を伴う深い歯周ポケットに対して非外科的治療も非常に有効となる．以下に，垂直性骨欠損を伴う深い歯周ポケットに対して，非外科的治療を行う際のポイントを示す．

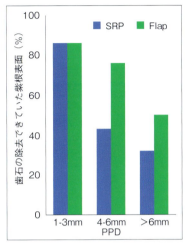

図1 歯周ポケット深さと歯石の除去率（Caffesse ら，1986[1]より改変）

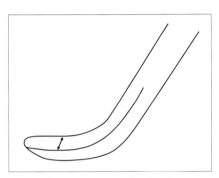

図2 グレーシーキュレットの刃部

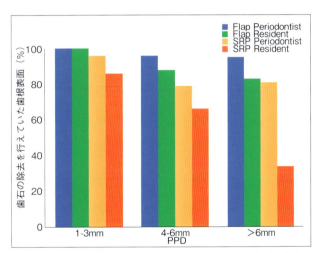

図3 専門医とレジデントによる外科・非外科での歯石除去率の違い

1）垂直性骨欠損の原因について十分に診査を行う

2）適切に骨欠損形態を把握する

デンタルX線写真の撮影，必要に応じて局所麻酔，ボーンサウンディングを行う．Kimらによると，ボーンサウンディングは骨形態を把握するうえで，非常に有効である．また非外科的治療で対応しきれなかった際に，適切な外科的治療の選択に大きく寄与する[5]．

3）適切なスケーラーの選択および方法でSRPを行う（図4〜6）

図5は一般的なスケーラーの使用法を示している．スケーラーのフェイスを傾けて歯周ポケット底部まで挿入し，歯石の下まで挿入したら，カッティングエッジが食い込むよう，第一シャンクを歯根面に平行にする．垂直性骨欠損部でのSRPでは，図6のような水平的なスケーラーの使用も勧められる．

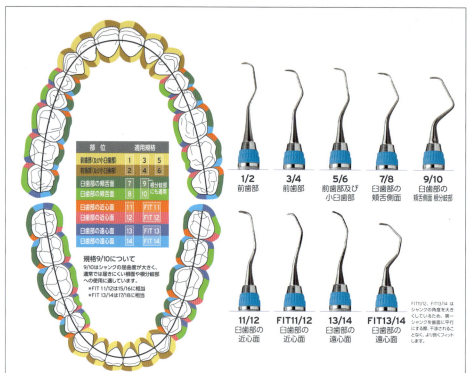

図4a 歯周ポケットの部位ごとにおけるスケーラーの選択一覧（Hu-Friedy社資料より）

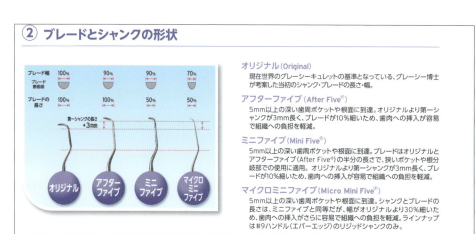

図4b スタンダードなキュレットと小型のキュレットの比較．詳細は次章，非外科的治療—応用編で具体的な理論および使用例を示す（Hu-Friedy社資料より）

IV 垂直性骨欠損の非外科的治療—基本編

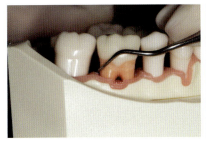
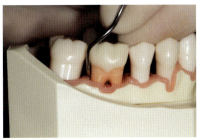
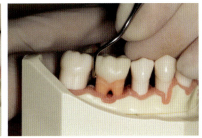

図5 一般的なスケーラーの使用法

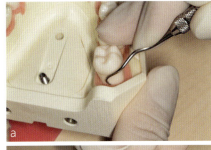

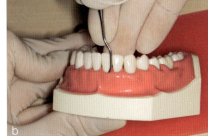
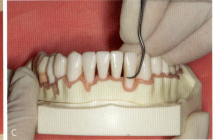

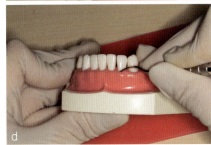
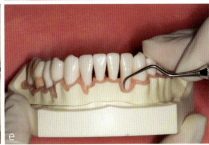

図6 a：水平的なスケーラーの使用，b，c：一見，歯周ポケット底部まで挿入したように思えても，深く狭い骨欠損ではポケット底部までスケーラーが届かないこともある．d，e：水平的なスケーラーの動きを使用すると，狭く深い骨欠損に対応できる

4）日々，抜去歯等でSRPの鍛錬を行い，技術の向上を図る（図7）：まずは適切にスケーラーをシャープニングすること，また歯石の硬さ，セメント質の硬さ，象牙質の硬さを手指の感覚でしっかりと感じながら，スケーリング時の音の高さを注意深く聞き，歯根面をよく観察する．歯科実体顕微鏡がある場合は，SRP前後の歯石の見え方を確認するとよい．

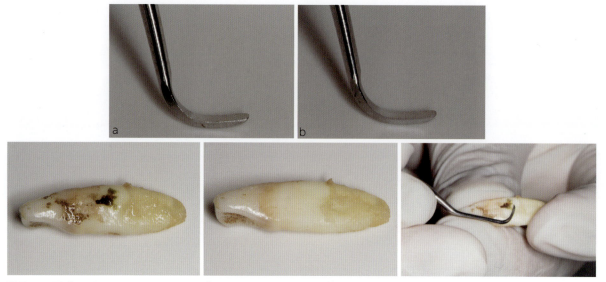

図7 a：研げていないスケーラー，b：研げているスケーラー．および歯石のついた抜去歯を用いたスケーリングの練習例

　Ishidorらの垂直性骨欠損に対して外科および非外科で治療を行い，アタッチメントレベルの変化について比較した臨床研究では，非外科的治療では有意なポケット減少は外科的治療に比べて得られなかったものの，プロービングアタッチメントレベルにおいては有意差はなかったと報告している[6]．

　Riveiroら[7]の報告によると，垂直性骨欠損を伴う歯周ポケット（6.35 ± 0.92mmのPPD，X線写真で深さ4mm以上，幅2mm以上の骨欠損）に対してミニキュレットおよび非常に小さなチップを用いた超音波スケーラーを使用して非外科的治療（MINST；minimum invasive non-surgical technique）を行ったところ，治療後6カ月において0.45 ± 0.46mmの歯肉退縮，3.13 ± 0.67mmのポケット減少，2.56 ± 1.12mmのアタッチメントゲインが得られた．このMINSTは，MIST（minimum invasive surgical technique；低侵襲外科手術）と比較して，治療後の患者の知覚や不快感に有意差が認められなかったが，PPDやCAL（clinical attachment level）等，臨床パラメータにも有意差はなかった．さらに，非外科的治療では臨床治療時間は有意に短かった．またNibaliらによると，3mm以上の垂直性骨欠損がデンタルX線写真所見において確認された症例に対し，MINSTを行った場合，術後1年で平均3.12mmのポケット減少および2.78mmのアタッチメントレベルの減少が得られ，2.93mmの骨欠損深さがX線写真上で得られたと報告している[8]．これらの報告は，正確な非外科的治療が垂直性骨欠損に対して非常に有効であることを示している．

2 咬合性外傷を伴う歯の垂直性骨欠損への非外科的治療

　咬合性外傷は咬合力により生じる深部歯周組織（セメント質，歯根膜，歯槽骨）の傷害

IV 垂直性骨欠損の非外科的治療─基本編

であり，健全な歯周組織に過度な咬合力が加わって生じる一次性咬合性外傷と，歯周炎による組織破壊の結果，支持歯槽骨が減少して生じる二次性咬合性外傷に分けられる．動揺度が1度以上あり，かつX線写真所見で歯根膜腔の拡大，骨吸収が認められる歯について，咬合性外傷と診断する[9]．その他の所見としては，①過度の咬耗，②歯の病的移動，③歯の破折，④X線写真所見での歯槽硬線の消失・肥厚，⑤歯根吸収を伴うことがある．咬合性外傷を伴う歯の垂直性骨欠損に対する非外科的治療では，歯周炎を進行させる重要な修飾因子である外傷性咬合を除去し，安定した咬合を確立させ，歯周組織の破壊を軽減し，その機能を回復させることが重要である[9]．以下に，具体的な治療法を示す．

まず上述のように，細菌感染に対する歯周基本治療を行う．歯周組織に炎症のある歯は，炎症に伴い歯が病的な移動を起こしていることがあるため，まず炎症状態を消退させる治療（口腔衛生指導およびSRP）が推奨され，動揺の変化を確認する．重度な機能障害を伴う場合は，咬合調整を優先させることがある．

炎症が消退しても一部の歯において動揺に変化がない，もしくは増加した場合，咬合調整[10]や歯冠形態修正[11]，必要に応じて暫間固定を行う．咬合調整とは，外傷性咬合を是正することにより，歯周組織にかかる咬合力の負担を軽減することである．また歯冠形態修正とは，歯冠形態の不良により生じる外傷性咬合を，除去することを目的に行う形態修正である．これらの処置で咬合性外傷を改善できない場合，また二次性咬合性外傷を生じやすい場合に，暫間固定を行う（**図8**）．必要に応じて，オクルーザルスプリントによる咬合治療や，矯正治療による挺出や歯の移動，自然挺出で垂直性骨欠損の形態を改善し，より治療が奏功しやすい環境にすることも重要である．

1974年にIngberらによって，1壁性骨縁下ポケットや2壁性骨縁下ポケットに対して「歯の矯正的挺出」が報告された[12]．これは歯の挺出によって，健全な結合組織性アタッチメントレベルが歯冠側に位置付けられ，骨縁下ポケットが浅くなるという原理である．

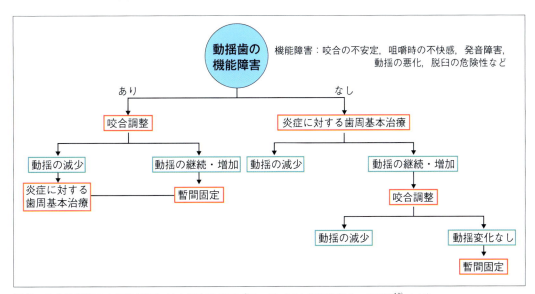

図8 咬合性外傷のある動揺歯に対する治療のアプローチ（日本歯周病学会，2008[13]より）

このことは動物実験でも確認されており[14]，特に囲繞性の垂直性骨欠損を伴う歯において挺出を行うと，垂直性骨欠損が改善されるだけでなく，骨を削って平坦化した場合と比較して歯冠歯根比が改善されるため，非常に有用である（第Ⅲ章を参考）．しかし，炎症状態のある歯に傾斜や圧下移動を行うことによって，骨縁下ポケットを生じることがある[15]ため，矯正治療を行う前に，プラークに起因する炎症状態を消退させておくことが原則である．また挺出を行った場合，隣在歯の歯肉辺縁の高さを揃えるための歯冠長延長術等の外科処置を併用する場合や，挺出した歯に根管治療が必要となる場合もある．

3 非外科的治療後の歯周組織の再評価の適切な時期

Segelnickら[15]のまとめによると，SRPを行うと接合上皮の回復に2週間を要し，また結合組織の修復に4～8週かかる．さらにプラークコントロールが不良の場合，SRP後8週以内に歯肉縁下プラークの再集積が生じてしまう．またLangらの総説によると，SRPに限らないが，治療の効果を保つには治療後の徹底的な管理が非常に重要となる[17]．よって，非外科的治療でのSRP後は注意深いケアのもと，SRP実施から1～2カ月後に再評価を行うことが望ましい．

症例提示

（症例提供：黒澤誠人先生，埼玉県熊谷市，くろさわ歯科医院）
- ○初　診：2009年5月10日．
- ○患　者：女性，41歳，非喫煙．
- ○主　訴：前歯が長くなってしまい，揺れている．
- ○全身疾患：特記事項なし．
- ○服用中の薬剤：なし．
- ○口腔の治療歴：以前より，カリエス処置，補綴処置，歯石除去を他院にて受けてきた．3|は数年前に補綴，および1年前に歯根部のCR充塡を受けた．
- ○口腔内診査：右側運動時に，強い犬歯誘導となっている．
- ○X線写真診査：3|に，歯根1/3を超える骨吸収が認められる．

筆者らは，局所的に歯根1/3を超える骨吸収が認められる重度歯周炎患者に対して，非外科的歯周治療を行った（図9a，b）．早期接触と過度の犬歯誘導が認められたため，早期接触の除去，およびグループファンクションでの誘導となるように咬合調整した．歯周基本治療と咬合調整を繰り返し，炎症の除去および自然挺出を期待した．初診時より骨欠損状態は改善したものの，未だカップ状の骨欠損は認められる．しかし動揺は治まり，5年の予後が認められている．

IV 垂直性骨欠損の非外科的治療—基本編

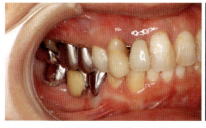
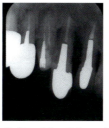

		0			2			0	
3	2	4	3	4	9	4	2	3
			+	+	P			
	4			3			2	
3	2	3	0	10	10	4	2	3

図9a　初診時の口腔内写真，X線写真およびプロービングチャート

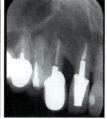

		0			0			0	
2	2	3	3	2	4	2	2	2
			+		+			
	4			3			2	
3	2	3	3	3	2	2	2	3

図9b　SPT時の口腔内写真，X線写真およびプロービングチャート

【参考文献】

1）Ochsenbein C: Current status of osseous surgery. J Periodontol,1977.48（9）:577-586.
2）Caffesse RG,et al: Scaling and root planing with and without periodontal flap surgery. J Clin Periodontol,1986.13（3）:205-210.
3）Bower RC: Furcation morphology relative to periodontal treatment. Furcation entrance architecture. J Periodontol,1979.50（1）:23-27.
4）Brayer WK,et al: Scaling and root planing effectiveness: the effect of root surface access and operator experience. J Periodontol,1989.60（1）:67-72.
5）Kim HY, et al: Bone probing measurement as a reliable evaluation of the bone level in periodontal defects. J Periodontol,2000.71（5）:729-735.
6）Isidor F,et al: Regeneration of alveolar bone following surgical and non-surgical periodontal treatment. J Clin Periodontol,1985.12（8）:687-696.
7）Ribeiro FV,et al: Clinical and patient-centered outcomes after minimally invasive non-surgical or surgical approaches for the treatment of intrabony defects: a randomized clinical trial. J Periodontol,2011.82（9）:1256-1266.
8）Nibali L,et al: Minimally invasive non-surgical approach for the treatment of periodontal intrabony defects: a retrospective analysis. J Clin Periodontol,2015.42（9）:853-859.
9）特定非営利活動法人日本歯周病学会：歯周治療の指針．2015．
10）Lauritzen AG: Atlas of occlusal analysis. 1974: Colorado Springs, Colo : HAH Publications.
11）Schwartz L,et al: Facial Pain and Mandibular Dysfunction.1968.
12）Ingber JS: Forced eruption. I. A method of treating isolated one and two wall infrabony osseous defects-rationale and case report. J Periodontol,1974.45（4）:199-206.
13）特定非営利活動法人日本歯周病学会：歯周病の検査・診断・治療計画の指針．2008．
14）van Venrooy JR,et al; Orthodontic extrusion of single-rooted teeth affected with advanced periodontal disease. Am J Orthod, 1985.87（1）:67-74.
15）Ericsson I,et al: The effect of orthodontic tilting movements on the periodontal tissues of infected and non-infected dentitions in dogs. J Clin Periodontol, 1977.4（4）:278-293.
16）Segelnick SL,et al: Reevaluation of initial therapy: when is the appropriate time? J Periodontol, 2006.77（9）:1598-1601.
17）Lang NP: Focus on intrabony defects--conservative therapy. Periodontol 2000,2000.22:51-58.

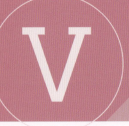

垂直性骨欠損の非外科的治療 —応用編

青木　章，江尻健一郎

1 非外科的治療における包括的歯周ポケット治療の必要性

　非外科的治療においては汚染歯根面のSRPが基本であり[1]，軽度～中等度までの歯周ポケットであれば，根面のデブライドメントだけで治癒が得られる場合も多い．しかし，より重篤な歯周ポケットでは，SRPのみでは期待する治癒が得られにくく，現状の非外科的治療には一定の限界がある[2]．

　したがって垂直性骨欠損を伴う歯周ポケットの非外科的治療においては，外科的治療に準じ，根面のみならずポケット内壁や骨欠損部の掻爬まで含めた，炎症性肉芽組織の確実な除去を包括的に行うべきであり，盲目下でもそれを確実に達成できれば，非外科的治療においても歯周組織の治癒および再生の可能性は高くなるはずである（**図1**）．

　垂直性骨欠損を伴う中等度～重度に進行した歯周ポケットにおいて，基本治療後に歯周ポケットや骨欠損が残存する場合には外科的治療の適応となり，侵襲を伴い費用を要する歯周組織再生手術の各種が行われることも多い．それらの外科的治療では，明視野での汚染歯根面のデブライドメントに加え，骨欠損部の炎症性肉芽組織の徹底的な掻爬を行うことが最も重要な処置であり，それが歯槽骨再生には必須である．

　しかしながら，従来の非外科的治療においては，SRPを基本とする根面のデブライドメントにのみ焦点が当てられ，歯周ポケットを構成するもう一方のポケット内壁については，深行増殖した内縁上皮および炎症性結合組織の掻爬（キュレッタージ）は学術的には有意な効果がないとされ，意図的な掻爬は必要ないとの見解である[3]．そのためそれ以上の議論は行われず，まして非外科的治療における骨欠損部の掻爬の必要性については，ほとんど議論されてこなかった．その理由として，従来の盲目下での機械的治療では，ポケット内壁と骨欠損部の確実な掻爬が困難であったことが挙げられるが，非外科的治療における治癒のシナリオと術式が十分に考察されてこなかったためでもある．

　周知のように，結合組織移植術による根面被覆では，移植する歯肉組織は無茎弁（free graft）であっても臨床的に歯根面への付着が得られるが，それは付着面の歯肉組織が健常であるためである．軽度～中等度までの歯周ポケットならば根面のデブライドメントだけでも付着の獲得が得られる場合は多いが，進行した歯周ポケットのようにポケット内壁に厚い炎症性組織が存在している場合や，骨欠損部に多量の炎症性肉芽組織が存在してい

る場合には，根面のデブライドメントが良好に達成できたとしても組織の付着が起こりにくく，残存ポケットを生ずる要因になっていると考えられる（図1）．

今後，歯周ポケット治療におけるキュレッタージの有効性については科学的な再検証が必要と考えられる．

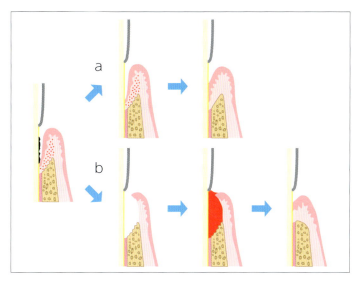

図1 非外科的治療における，垂直性骨欠損を有する歯周ポケット治療の治癒機転．
a：重度に進行した歯周ポケットでは，ポケット内壁と骨欠損部に多量の炎症性組織が存在しており，根面のデブライドメントが良好に達成できたとしても組織の付着や再生が得られにくい
b：非外科的治療においても，根面のみならずポケット内壁と骨欠損部のデブライドメントを含めた炎症性肉芽組織の除去を包括的に行うことで，歯周組織の治癒および再生の可能性は高まる

2 包括的歯周ポケット治療における手技の実際と使用器具

まずは，通法に従い根面のデブライドメント（SRP）を最小限の局所麻酔下にて行う．垂直性骨欠損を伴う場合は歯周ポケットが狭くて深い場合が多いため，刃部が小型のグレーシーキュレット（図2）を積極的に用いるのが効果的である．特に，根分岐部では通常サイズのキュレットを正確に根面に適応させるは困難であり，小型のキュレットの使用が必須となる．また，SRPに続いて行うポケット内壁と骨欠損部の掻爬にも，小型のキュレットは有効である．なお，根面の十分なデブライドメントが達成できなければ，歯周ポケットの治癒は期待できないので，まずは従来の非外科的治療のSRPに十分に熟達していることが肝要である．

根面のデブライドメント後，骨欠損部およびポケット内壁の肉芽組織の掻爬に移行する．骨面およびポケット内壁を掻爬するには，カッティングエッジを骨壁とポケット内壁に向け，ブレード先端を必要に応じて根尖方向に向けて骨面および骨欠損形態を触知し，できるだけ肉芽組織を一塊として除去するよう努める．

掻爬時は歯周ポケット内からの出血を適宜吸引するために，根管治療用の小型の吸引管を使用すると効果的である．常に出血を吸引してポケットの入り口を明示し，掻爬物を散逸しないようブレードのフェイスに確実に残し，掻爬物を逐一目で確認する．骨面の掻爬をより確実に行うため，特に根分岐部や骨欠損底部においては，必要に応じて小型のボー

ンキュレットやエキスカベーター（**図3**）を併用するとよい．骨欠損内部では，骨面と根面の形態を触知しながら常に掻爬物を観察し，歯周ポケット内から明らかな肉芽組織が除去されなくなったら，掻爬の完了と判断する．キュレットではポケット内壁に付着した肉芽組織は除去しにくいため，最終的にポケット入り口の辺縁歯肉部や頬舌側付着部への移行部に肉芽組織の一部が残存し，除去しにくい場合があるが，キュレットのブレードを的確に使い，注意深く丁寧に除去する（この処置は，後述のレーザーを使用すると，より容易で確実となる）．

　また，骨欠損部底部側の根面のデブライドメントおよび歯周ポケット内の除菌をより徹底させるため，超音波スケーラー（**図4**）を併用する場合があるが，過度の使用は術野を冷却し骨面からの出血を少なくする等，治癒への悪影響が懸念されるため，短時間での使用を心がける．歯周組織再生には，間葉系幹細胞を含む骨面からの出血が非常に重要であるため[4]，大切なことは，骨欠損部の掻爬後に骨面からの出血で歯周ポケット内を確実に満たすことである．特に初期の出血がより重要であるため，骨欠損部のデブライドメントを迅速に行い，初期の出血をできるだけ失わないよう注意する．そのため，超音波スケー

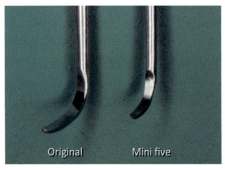

図2　グレーシーキュレット（米国 Hu-Friedy 社）．左：オリジナル（original），右：ミニファイブ（Mini five®）．ミニファイブは，オリジナルよりシャンクが 3 mm 長く，ブレードの長さが 3 mm 短くスリムなため，狭くて深い歯周ポケットや根分岐部での操作性に優れている

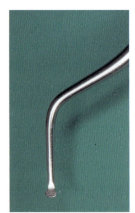

図3　マイクロエキスカベーター（エキスカベーター ラウンド #3，YDM）．先端径 1.1 mm．狭くて深い骨欠損底部・根尖部，根分岐部のデブライドメントに有効である

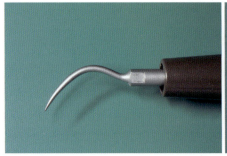
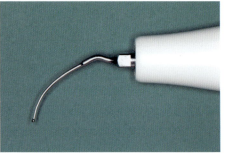

図4　超音波スケーラー．a：ユニバーサルチップ（ソルフィー，モリタ），b：試作チップ．試作チップは，深い歯周ポケットおよび根分岐部用で，根面の陥凹部・グルーブ，根分岐部の天井部のデブライドメントに有効である[19]

V 垂直性骨欠損の非外科的治療—応用編

ラーの使用は骨欠損部のデブライドメント前としたほうがよい．術後に抜歯窩と同様の粘稠度の高い血餅が歯周ポケット内に保持され，ポケット入り口を封鎖できれば，良好な治癒を得ることが期待できる．

また，術前・術後に厳密な咬合調整を行うことが必須であり，経過観察時も歯の挺出に注意しながら必要に応じて咬合調整を繰り返し行い，歯の安静を図る必要がある．なお，歯の動揺が重度の場合には，術前固定が必要な場合もあるが，固定を行う場合は，歯の挺出を妨げるデメリットとのバランスを熟慮したうえで実施する．

術後は外科処置に準じて4，5日から1週間はブラッシングを禁止し，できれば数日間は患部で咀嚼をしないように指示し，理想的には1週間程度，患部で硬いものを咀嚼しないよう指導する．特に動揺が大きい歯の場合は，歯の安静に注意が必要である．

症例提示

- ○初　診：2010年5月31日．
- ○患　者：男性，80歳，非喫煙．
- ○主　訴：奥歯がグラグラする．
- ○全身疾患：中等度糖尿病．
- ○服用中の薬剤：糖尿病治療薬．
- ○口腔の治療歴：過去に歯周炎の治療を行い，メインテナンス中．
- ○口腔内診査：⌐7の近心から遠心に深さ11〜13 mm，BOP（＋）の歯周ポケットを認めた．
- ○X線写真診査：⌐7近遠心部に重度の垂直性骨欠損を認める．
- ○診　断：重度慢性歯周炎．

垂直性骨欠損を有する重度歯周ポケットに対し，包括的な歯周ポケット治療を行った症例である．

術前診査では，⌐7の近心から遠心にかけて歯肉が腫脹し，歯周ポケットは深さ11〜13 mm，BOP（＋）の深い歯周ポケットが認められ，歯の動揺度は3度であった（**図5a**）．X線写真診査では，術前に⌐7の近遠心に重度の垂直性骨欠損が認められた（**図5g**）．咬合時に早期接触が認められたため，まず咬合調整を確実に行い，局所麻酔下にて根面をSRP後，ポケット内壁および骨欠損部をミニキュレットで徹底的に搔爬した．搔爬後にポケットからは粘稠度の高い多量の出血が認められた（**図5b**）．さらに周囲の外縁上皮を注水下でEr:YAGレーザーにて除去し，ポケット入り口の血液を無注水下で非接触照射により凝固，安定化した．4〜5日のブラッシングの禁止と飲食時の注意事項を説明して治療を終了し，術後にジスロマック®を処方した（**図5c**）．

術後17日の治癒は良好で，歯肉の炎症と腫脹は消退し，ポケット深さは1〜2 mmに減少した（**図5d**）．術後1年8カ月経過時に歯周ポケットは深さ1〜2 mm，BOP（－），動揺度0度で安定し，約10 mmのアタッチメントゲインが認められた（**図5e**）．術後3

年経過時も同様に安定して維持されている（**図 5f**）．X 線写真診査では，術後約 2 年経過時（**図 5h**）および 3 年経過時（**図 5i**）に，骨欠損部の良好な骨修復が認められた．

このように非外科的治療においても，ポケット内壁および骨欠損部を含めて歯周ポケット内部を包括的に掻爬することにより，良好な歯槽骨の再生と歯周ポケットの治癒を得ることができた．

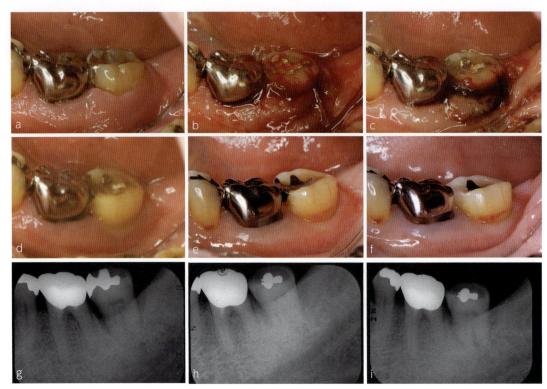

図 5　重度歯周炎罹患歯への包括的歯周ポケット治療

3 Er:YAG レーザーを併用した包括的歯周ポケット治療

　近年，歯周治療には従来の機械的手段に加え，各種レーザーの応用が増加している．中でも，Er:YAG レーザーは，その水への高い吸収性により軟組織のみならず硬組織の蒸散も可能で，しかも熱影響がきわめて軽微であるため組織の治癒を妨げず，歯周治療に最適なレーザーである[5〜8]．

　Er:YAG レーザーは，歯石除去を含む根面のデブライドメントや骨面への応用が可能で，殺菌や無毒化効果も伴うため，従来の機械的手段単独に比べて，歯周ポケット内をより徹底的に無菌化・無毒化することが期待できる[5, 6, 9]．したがって，従来の根面の機械的処置に加えて本レーザーを戦略的に用いることで，より確実な歯周ポケットの包括的治療が可能となり，さらに良好な治癒を達成できる可能性がある．

　このような有利な特徴を生かし，著者らは歯周ポケット治療において，従来の SRP と

V 垂直性骨欠損の非外科的治療—応用編

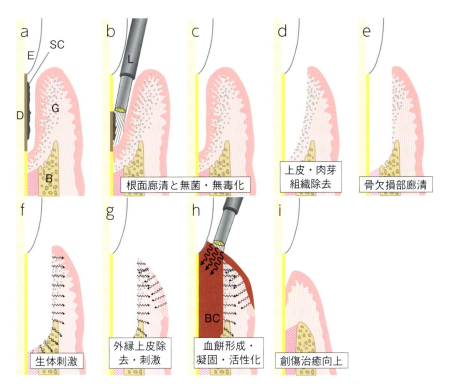

図6 Er:YAG Laser-Assisted Comprehensive Periodontal Pocket Therapy (Er-LCPT)[10]. a：垂直性骨欠損を伴う進行した歯周ポケット，b,c：機械的手段（キュレット）による根面のデブライドメントおよびレーザー照射による根面の除菌と無毒化，d,e,f：キュレットとレーザー照射による，ポケット内壁の上皮および炎症性結合組織と骨欠損部の炎症性肉芽組織の除去．また，レーザー照射に伴う周囲組織の活性化，g：レーザーによる外縁上皮の除去（周囲幅5 mm程度で，場合により上皮下の結合組織も一部除去．また歯周ポケット内掻爬の前に行うこともある），h：無注水非接触照射によるポケット入り口の血液の凝固による血餅形成と，歯周組織の活性化，i：期待される理想的治癒．
E：enamel，D：dentin，SC：subgingival calculus，B：alveolar bone，G：gingival tissue，L：laser tip
（図の改変引用．Aoki A et al. Periodontal and peri-implant wound healing following laser therapy. Periodontol 2000 68 (1)：217-69, 2015; with permission. © copyright (2015) John Wiley & Sons A/S.）

　Er:YAGレーザーを併用した，新規の包括的歯周ポケット治療法（Er:YAG Laser-Assisted Comprehensive Periodontal Pocket Therapy：Er-LCPT）を開発した（**図6**）[10, 11]．

　本法では，従来のキュレットによるSRPの後，根面のレーザー照射により殺菌，無毒化を図り，次にキュレットとレーザーを併用して，ポケット内壁の深行上皮や炎症性結合組織を除去する．さらに，骨欠損部の掻爬をキュレットとレーザーを用いて確実に行い，骨面からの出血を促す．これにより組織の修復と再生の場だけでなく，骨髄由来の細胞成分が豊富に提供されるため，組織再生の効果が高まる．

　動物実験では，Mizutani[12]らにより，本レーザーによる骨欠損部の掻爬後に，キュレット処置に比べて出血の増加と新生骨形成の促進が確認されている．加えて，掻爬時に周囲の歯周組織へ拡散浸透する低出力のエネルギーによる，細胞レベルでの組織の活性化（Low Level Laser Therapy：LLLT，低出力レーザー療法）が生じ，組織の治癒・再生の促進が期待される[13, 14]．鈴木ら[15]により，動物実験における低出力Er:YAGレーザーによる骨

再生の促進も報告されている．

　さらに歯周ポケット周囲の外縁上皮の除去を行い（部分的に歯周ポケットの切除的処置も必要な場合には，下部の結合組織も一部含める），術後の歯周ポケット内への上皮侵入を遅延させる効果を期待する．なお，歯肉外側照射による外縁上皮の除去は，歯肉の切除的処置を併用する場合等，状況に応じて最初に行う場合もある．最終的に，ポケット入り口部分で非接触照射を行い，掻爬後に貯留した血液の表面を凝固変性させることで，歯周ポケット内の血餅の安定化と確実な封鎖を図る．また，この外側からの一連の照射においても，歯周ポケット周囲の歯周組織全体を活性化する効果を期待する．より深部の組織までLLLT効果（photobiomudulation）を期待するには，組織深達性の高いNd:YAGレーザーや半導体レーザー[16]を併用すると効果的である．なお，本法はインプラント周囲炎治療への応用も可能である．

　これまで，本法に関してはその臨床研究（2006〜2009年）により有効性と安全性を確認し，単根歯の残存ポケットの再治療においては約70％に治癒（ポケット深さ≦3 mm，BOP（−））が認められており[17]，さらに本法では従来のSRP単独治療よりも有意に良好な治癒が得られることを，RCT（randomized controlled trial，ランダム化臨床比較研究）において確認している（未発表）．その際，垂直性骨欠損を伴う症例においても良好な骨再生が認められている．このように，従来の根面の機械的処置に加えて本レーザーを戦略的に用いることで，歯周ポケットの包括的な治療が可能となり，治癒をより確実に達成できる．

症例提示

○初　　診：2008年3月6日．
○患　　者：男性，58歳，非喫煙．
○主　　訴：右下の犬歯の辺りが腫れた感じがする．
○全身疾患：特記事項なし．
○服用中の薬剤：なし．
○口腔の治療歴：過去に齲蝕の治療を何度か受けている．
○口腔内診査：3|の近心から遠心に深さ13 mm，BOP（＋）の歯周ポケットを認めた．
○X線写真診査：3|の遠心部に重度の垂直性骨欠損を認める．
○診　　断：重度慢性歯周炎（歯内歯周病変）．

　歯内病変を伴う重度歯周ポケットに対し，歯内治療後にEr:YAGレーザーを併用して包括的歯周ポケット治療（Er-LCPT）を行った症例である．術前診査では，3|遠心部には深さ13 mm，アタッチメントレベル15 mm，BOP（＋），動揺度1度の歯周ポケットが存在していた（**図7a**）．X線写真診査により根尖周囲を含む重篤な垂直性骨欠損が認められたため（**図7j**），電気歯髄診査により歯髄の失活を確認し，歯内治療を行った．

V

垂直性骨欠損の非外科的治療―応用編

　次に，局所麻酔下において Er-LCPT を実施した．根面，ポケット内壁および骨欠損部をミニキュレット，マイクロエキスカベーター，超音波スケーラー，Er:YAG レーザー（パネル値 60 〜 80 mJ/pulse，30 Hz，注水下）にて徹底的に掻爬し，さらに外縁上皮を注水下でレーザーで除去した．掻爬後にポケット入り口付近に十分な出血が認められた（**図7b**）．レーザーにて出血部を無注水下で非接触照射後に，血液表面の凝固と炭化が認められた（**図7c**）．含嗽後，ポケット入り口の血餅は安定して保持されていた（**図7d**）．4 〜 5 日のブラッシングの禁止と飲食時の注意事項を説明して治療を終了し，術後にフロ

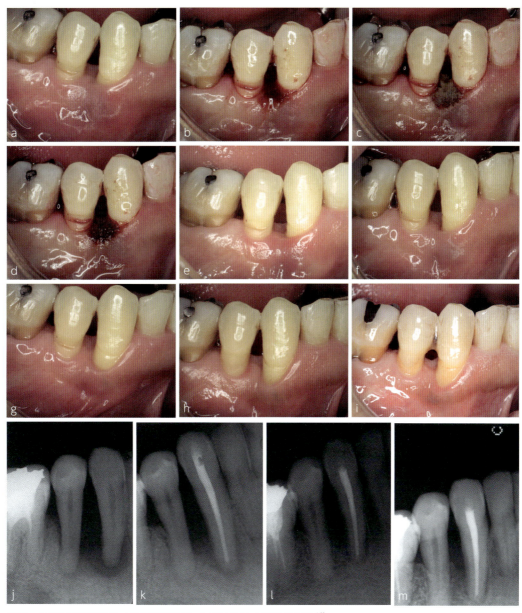

図7　重度歯周炎罹患歯（歯内歯周病変）における Er-LCPT の応用[10]．
（図の改変引用．Aoki A et al. Periodontal and peri-implant wound healing following laser therapy. Periodontol 2000 68(1): 217-69, 2015; with permission. © copyright (2015) John Wiley & Sons A/S.）

モックス®を処方した.

術後1週間経過時（**図7e**）および2週間経過時（**図7f**）の治癒は良好であった．その後,歯肉退縮が徐々に進み,術後5カ月経過時に歯周ポケットは6 mm残存していたが（**図7g**）,術後9カ月経過時には3 mmに減少しBOP（－）となったため,当初予定していた歯周組織再生治療を延期し,SPTへ移行した．術後1年半経過時の治癒は良好で（**図7h**）,術後7年経過時も状態は良好に維持され（固定は2年後に実施）,歯周ポケットは2 mm,アタッチメントレベルは6 mmに減少し,BOP（－）,動揺度0度で,11 mmのポケット深さの減少と9 mmのアタッチメントゲインが認められた（**図7i**）（今後,根面被覆術を検討）．X線写真診査では,術後8カ月経過時（**図7k**）,5年経過時（**図7l**）に骨再生は徐々に進行し,7年経過時には骨欠損部はある程度まで良好に修復された（**図7m**）.

このように,Er-LCPTにおいても,良好な歯槽骨の再生と歯周ポケットの治癒を得ることができた．

・おわりに

近年,Cortelliniら[18]が新たなフラップ手術の技法として,小範囲に限局したフラップの剥離と骨欠損部の血餅の安定化を図るMIST（minimally invasive surgical technique）を提唱し,良好な成績を報告している．術後の治癒を考えれば,MISTのようにフラップの剥離を小さくするほうが当然有利であり,彼らの報告は,再生治療の進展に,より低侵襲な術式の開発が必要であることを示唆している．したがって,さらにフラップレス（非外科的治療）で確実な処置を達成できれば,より低侵襲で良好な術後成績が得られる可能性がある[11].

本章で提示した包括的歯周ポケット治療は,従来の非外科的治療を,外科的治療に準じたより達成度の高いものにし,フラップレスで可及的に歯周組織再生を誘導しようとするものである．さらに,無菌化・無毒化・細胞刺激効果を伴うレーザーを応用することにより,従来の機械的掻爬よりも,より容易かつ確実に,細菌感染や毒性物質および病的組織を除去することができ,また,歯周ポケット周囲の歯周組織に対し生物学的刺激効果（photobiomodulation）を惹起することで生体の治癒力が高まり,歯周組織の付着および再生の向上が期待できる[10].

フラップレスでの包括的なデブライドメントは,根面の正確なSRPに始まり,歯周外科にも習熟してX線写真やCTから骨欠損形態と肉芽組織の存在状況を的確にイメージできなければ難しい治療行為であり,特に根分岐部では術者の高い技術と経験を要する．しかしながら,従来の非外科的治療と同様,機械的掻爬時の不用意な付着の破壊や歯肉壁の損傷等の偶発症を除けば危険性の少ない手技であり,基本治療への導入が容易で,高い効果が得られる治療法であると思われる．

この包括的歯周ポケット治療は非常に低侵襲であるため,非外科的治療の効果と適応が

拡大し，費用や侵襲および，より長い治療期間を要する歯周外科治療の回避につながれば，患者にとっても大きなメリットとなるであろう．

【参考文献】

1）Cobb CM: Clinical significance of non-surgical periodontal therapy: an evidence-based perspective of scaling and root planing. J Clin Periodontol 2002;29 Suppl2:6-16.
2）Badersten A, et al: Effect of nonsurgical periodontal therapy. II. Severely advanced periodontitis. J Clin Periodontol 1984;11（1）:63-76.
3）AAP: The American Academy of Periodontology statement regarding gingival curettage. J Periodontol 2002; 73（10）:1229-1230.
4）Kimura Y, et al: Recruitment of bone marrow-derived cells to periodontal tissue defects. Front Cell Dev Biol 2014; 2:19.
5）Aoki A, et al: Lasers in non-surgical periodontal therapy. Periodontol 2000, 2004; 36:59-97.
6）Ishikawa I, et al: Potential applications of erbium:YAG laser in periodontics. J Periodont Res 2004; 39:275-285.
7）和泉雄一ほか：歯周治療・インプラント治療における Er:YAG レーザーの使い方．医学情報社，東京，2011．
8）青木 章，和泉雄一編著：歯科用レーザー 120％活用術．デンタルダイヤモンド社，東京，2012．
9）Ishikawa I, et al: Application of lasers in periodontics: true innovation or myth? Periodontol 2000, 2009;50:90-126.
10）Aoki A, et al: Periodontal and peri-implant wound healing following laser therapy. Periodontol 2000, 2015; 68（1）:217-269.
11）Mizutani K, et al: Lasers in minimally invasive periodontal and peri-implant therapy. Periodontol 2000, 2016; 71（1）:185-212.
12）Mizutani K, et al: Periodontal tissue healing following flap surgery using an Er:YAG laser in dogs. Lasers Surg Med. 2006;38（4）:314-324.
13）Aleksic V, et al: Low-level Er:YAG laser irradiation enhances osteoblast proliferation through activation of MAPK/ERK. Lasers Med Sci 2010;25（4）:559-569.
14）Ogita M, et al: Increased cell proliferation and differential protein expression induced by low-level Er:YAG laser irradiation in human gingival fibroblasts: proteomic analysis. Lasers Med Sci 2015;30（7）:1855-1866.
15）鈴木瑛子ほか：ラット頸骨骨欠損における Er:YAG レーザーの LLLT 作用について．日レ歯誌,2016;27(1):1-7.
16）Ejiri K, et al: High-frequency low-level diode laser irradiation promotes proliferation and migration of primary cultured human gingival epithelial cells. Lasers Med Sci 2014;29（4）:1339-1347.
17）青木章ほか：Er:YAG レーザーを用いた新規の非外科的歯周ポケット治療．第57回秋季日本歯周病学会学術大会．日歯周誌，2014;56（秋季特別号）：129．
18）Cortellini P, Tonetti MS: A minimally invasive surgical technique with an enamel matrix derivative in the regenerative treatment of intra-bony defects: a novel approach to limit morbidity. J Clin Periodontol, 2007;34（1）:87-93.
19）青木 章，小田 茂（意匠登録権利者）：歯科用歯石除去ヘッド．意匠登録第1176973号，2008年8月．

VI 垂直性骨欠損の外科的治療 —基本編

松浦孝典, 小野 彌

1 歯周外科手術の適応の判断

　歯周基本治療後の再評価検査で，炎症が残存している部位に対して手術を検討する．垂直性骨欠損の場合，骨欠損深さが3mm未満で，PPDが5mmより大きい場合，組織付着療法といった歯周外科手術が選択されることが多い．歯冠歯根比が十分に確保できる場合は，骨削除による骨欠損の解消が推奨される．しかし，歯根の短い日本人の場合は，骨整形程度に留めたほうが無難である．また，明視野でのデブライドメントによるPPDの減少，CALの獲得やセルフコントロールしやすい歯肉形態を得ることを狙う．

2 麻酔時のポイント

　適切な麻酔量や部位を選択し，適切に麻酔操作を行えば，無痛下で手術を行うことが可能であり，さらに止血効果も得ることができる．また手術時間の短縮，出血量の軽減が期待でき，良好な予後を得ることが可能になる．

　歯周外科手術における麻酔は，基本的にSRP時の麻酔と同様であるが，切開の及ぶ範囲までが麻酔の対象なので，前後に1〜2歯程度広く行う．

　まず，表面麻酔の前に術野をよく乾燥させる（**図1**）．次に，表面麻酔薬を染み込ませたロールワッテ等を刺入点に置く（**図2**）．歯肉頬移行部→歯間乳頭部→口蓋・舌側の順に注射する（**図3**）．歯肉頬移行部へは一度粘膜下へ注入した後，その膨隆の範囲で注射し，範囲を広げ傍骨膜まで進めていく（**図3，4**）．

　次に，歯間乳頭部へ行う（**図5**）．再生療法を行う場合は壊死の恐れがあるため，乳頭部への注入は避けたほうがよい．口蓋・舌側への刺入は，剥離予定部位よりも根尖側寄りに行う（**図6**）．舌側の場合は，口腔底部に刺入しないよう注意する．術中に麻酔が切れないよう，適切な部位に十分量の局所麻酔を施す必要がある．麻酔量は一般的に，下顎大臼歯部であれば2%リドカイン塩酸塩・アドレナリン注射液（キシロカイン® やオーラ® 注）1.8mLが2カートリッジ程度，それ以外は1カートリッジで十分である．

　術中に麻酔の効果が途切れ，痛みの訴えがあった場合は，すぐに追加の麻酔薬の注入を行う．その場合，頬側あるいは口蓋側であれば，開いている歯肉弁の根尖側寄りの歯槽粘

VI 垂直性骨欠損の外科的治療—基本編

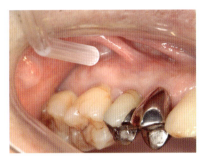
図1　表面麻酔が浸透するよう，よく乾燥させる

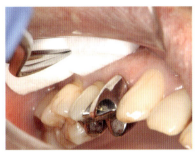
図2　表面麻酔を含浸させたワッテを置く

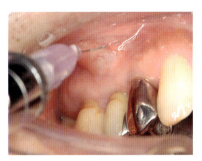
図3　歯肉頬移行部へ，まず刺入する

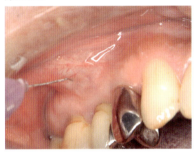
図4　麻酔薬により膨隆した部位に刺入し，範囲を広げる

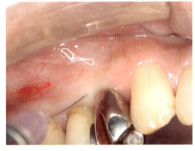
図5　乳頭部へ刺入する．この際，併せて垂直性骨欠損のボーンサウンディングを行うこともある

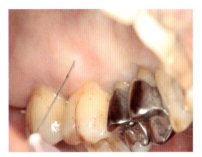
図6　口蓋部へ刺入する

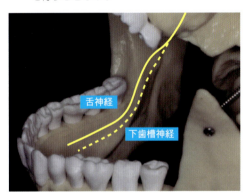
図7　舌神経，舌動脈は智歯遠心部で高い位置を走行していることが多い

膜に注入する．舌側の場合は舌神経の走行を考慮して，歯冠側寄りに注入せざるを得ないこともあり得る（図7）．

3 切開のポイント

メスは，以下の種類がよく用いられる．基本的にNo.12は歯肉溝切開の際に，No.15は縦切開を加える際に用いる．No.12dは遠心にも刃がついているため，切開の連続性を保つ際に有効であるが，口唇を切るリスクがあるため十分に注意する．No.15cはNo.15よりも先端が細いため，細かな部位への切開や，減張切開を加える際に有効である（図8）．

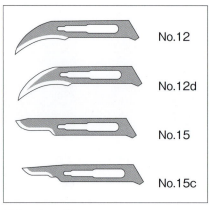

図8 メス一覧

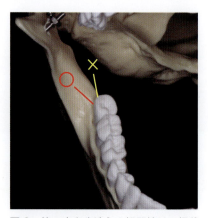

図9 第二大臼歯遠心の切開線は，埋伏智歯の抜歯と同様に，頰側寄りに加える

　解剖学的構造は，最も注意を払う必要がある．オトガイ孔や舌神経，舌動脈の位置を把握・想定しつつ，縦切開や遠心切開を設定する（**図9**）．

　切開は，遠心から行うのが鉄則である（**図10 〜 12**）．これは，切開部から遠心に血液が流れるためである．骨面に対して直角に，骨膜まで確実に切開を行う．垂直性骨欠損の場合は，欠損底までメスを届かせたい．骨膜の切離が不十分な場合，その後の剥離操作が困難になるだけでなく，無理な剥離操作による組織の挫滅や裂創となり，出血や治癒遅延につながるほか，感染のリスクを増す結果となる．

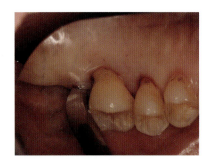

図10 遠心から切開を加える

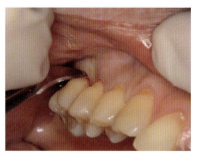

図11 歯肉溝切開．プロービングを行う動きで骨面まで近心に向かって切開を加える

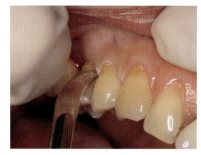

図12 乳頭部は剥離のことも考慮に入れながら，慎重に切開を加える

　切開の術式としては，歯肉溝切開が主に使われる．また，ウィドマン改良フラップ手術も垂直性骨欠損に対して行われる（**図13**）．その際は，骨頂部のわずかな骨の吸収と根尖側への骨の添加が見られる[1]．

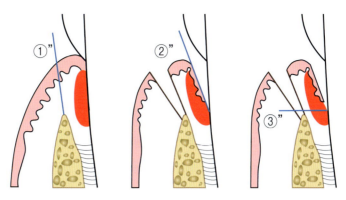

図13 ウィドマン改良フラップ手術. ①一次切開を歯の長軸に平行に歯槽骨頂に加える, ②二次切開を歯肉溝に加える, ③三次切開を骨頂に近接した部位に水平的に加えて, 炎症性組織を切離する

　また, 歯間乳頭部については頬舌的に歯肉を離断させると同時に, 歯間乳頭の保存が術後のプラークコントロールおよび審美性の点で非常に重要である. 手法は多種類存在している. 以下に, 代表的なテクニックを挙げる. 本術式は主に再生療法を行う場合に用いられるが, 本章ではその手技のみ記載する.

1) Papilla Preservation Technique[2]

　口蓋側へ半月状切開を加え, 歯間乳頭部の歯肉を頬側へ剥離翻転する. 歯間乳頭部の幅が, 2mm以上が適応である（**図14**）.

2) Modified Papilla Preservation Technique[3]

　頬側歯間乳頭部の最根尖側へ, 水平切開を付与する. その後, 歯肉溝切開を加え, 頬側歯肉弁を剥離後, 歯間乳頭歯肉を舌側に剥離翻転する. 歯間乳頭部の幅が, 2mm以上が適応である（**図15**）.

3) Simplified Papilla Preservation Flap[4]

　骨欠損を有する歯の頬側隅角部より, 隣在歯の歯冠中央部に向かって切開を付与し, 頬舌的に歯肉弁を剥離翻転する. 歯間乳頭部の幅が, 2mm以下が適応である（**図16**）. 歯間乳頭部を極力残したい場合は, 組織付着療法でも行う.

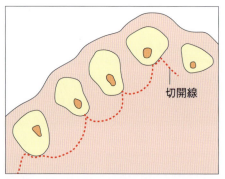

図14 Papilla Preservation Technique：口蓋側歯肉溝より5mm程離した半月状の切開を付与．歯間乳頭形態の維持が可能となりやすい

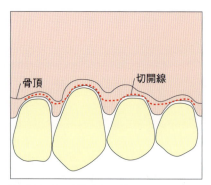

図15 Modified Papilla Preservation Technique：歯肉溝切開付与後に，歯間乳頭基部へ水平切開を付与

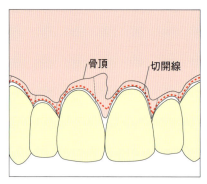

図16 Simplified Papilla Preservation Flap：頬側隅角から隣在歯へ斜め方向の切開を付与

4 剥離のポイント

　剥離を行うにあたり，特に注意すべき点は歯間乳頭の温存である．剥離の最中の，歯間乳頭部の裂開や喪失は創部の閉鎖を困難にし，術後治癒に関しても不良な結果となる．そのため，歯間乳頭部の剥離には最大限の神経を注ぐ．

　原則として，剥離は近心から行う．健全部の歯槽骨から骨の形態を辿り，剥離を進行することで，それを参考に複雑となっていく骨欠損形態を把握し，対応することが可能となり得る（**図17～19**）．

　骨膜に至る切開を加えることができていれば，余計な力は必要とせずに剥離が可能であ

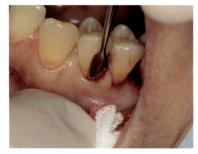

図17 近心から剥離を進める．いきなり骨欠損部から剥離を進めない

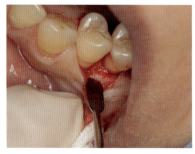

図18 しっかりと骨面が見え，全層弁で剥離できていることを確認する

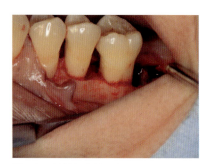

図19 剥離掻爬後．全層弁で剥離できており，肉芽を十分に掻爬できているため，出血が少ない

る．剥離の困難となる要素として，骨内欠損と肉芽組織とが連続している部位が挙げられる．その際は，欠損部肉芽組織を No.12 や No.15c のメスの先端で切り離し，後から欠損部の肉芽組織を掻爬する術式も有効である．

5 掻爬のポイント

　肉芽組織が必ずしも生体悪であると，証明はされていない．しかし，歯周外科手術を行うにあたり，術野の明視化は必須である．骨内欠損の内部は肉芽組織で満たされており，鋭匙やスケーラー等を駆使し，骨面に至るまでの軟組織を全て除去する必要がある．その際，無差別に軟組織を除去するのではなく，骨面に器具を当てて肉芽組織を根本から除去することが，術式の短縮に直結する．

　掻爬が不十分で肉芽組織が残存していると，出血が多く明視野を確保できない．肉芽組織の除去により，骨欠損部の形態や歯石の確認が確実にでき，歯根面のデブライドメントも確実となる（**図20**）．また，生理的食塩水を浸したガーゼで骨面を擦る方法も，有効である（**図21**）．

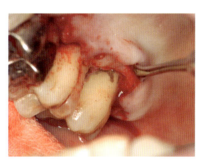
図20 肉芽掻爬後．根面に付着している歯石がはっきりとわかる

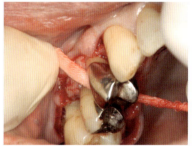
図21 ガーゼによるデブライドメント．ガーゼをピンセットで掴んで擦る方法もある

1）切除療法

　垂直性骨欠損を残したり，不整な骨面を放置したりすると，治癒後にプラークコントロールが困難な歯肉形態となる恐れがある．そういった場合に，骨整形術（osteoplasty）または骨切除術（ostectomy）を適応する．

　骨整形術は，固有歯槽骨を削らずに歯槽骨の形態を整える術式である．支持骨を含まない棚状の骨壁を削合する場合に行う．

　また，骨切除術は固有歯槽骨も含めて削り骨を平坦化することで，垂直性骨欠損を完全に消失させる術式である．ただし歯冠歯根比の悪化や根分岐部の露出が生じることがあるので，注意する（**図22**）．

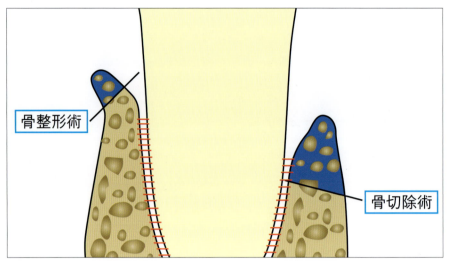

図22 骨整形術と骨切除術の違い

6 縫合のポイント

　縫合を行う前に，理想とする位置での歯肉弁の復位が可能か確認を行う．縫合において特に重要な点に，頬舌側の歯肉弁の一次閉鎖が挙げられる．一次閉鎖を目指すことで，術後の歯間乳頭部の壊死や裂開を予防できる．また，歯間乳頭部の中央部に縫合針を刺入し，一定の均等なテンションで縫合を行う．刺入点がずれてしまうと，頬舌側の歯間乳頭部の良好な位置での固定が成されず，一次閉鎖を得られないうえ，歯根面との間に死腔ができてしまう可能性がある．

　縫合糸は多種が市販されている．種類の選択としては，針の形状は逆角針や平型針の弱彎が，使い勝手がよい．縫合糸の選択としては，プラークの付着の観点から非吸収性のモノフィラメントの縫合糸が好ましい．またフラップを緊密に縫合するためには，絹糸で

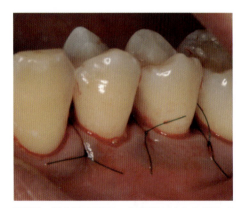

図23 縫合時の写真．本症例では6-0のモノフィラメントを使用した．糸は少し長めのほうが違和感は減り，ほつれにくく，把持しやすいため抜糸も行いやすい

4-0の縫合針が用いられることが多いが，組織への外傷を減らすことを考えると，筆者は6-0程度の太さを用いている（**図23**）．一方で，モノフィラメント縫合糸の短所として結紮が緩みやすく，ある程度の経験が必要である．抜糸は7～10日とされているが，治癒の状態に合わせて，できるだけ早めが好ましい．また，術後のクロルヘキシジン等による含嗽で感染は減らせる[5]．

歯周外科手術における縫合としては，単純縫合で済むことが多いが，必要に応じてマットレス縫合を選択する．

7 術後評価のタイミング

歯周外科手術後の歯根面に再定着する可能性のある細胞として，上皮細胞や歯肉結合組織由来の細胞，骨由来の細胞，歯根膜由来の細胞が挙げられる．そして，それぞれの細胞における組織再生能力は異なってくる．また，術式によってもその治癒機構は異なってくる．

一般的なフラップキュレッタージに関しては，その治癒はSRP後の治癒や抜歯後の骨のリモデリングを参考とする．

SRP後の上皮の治癒は2週間程度，結合組織の修復は4～8週間程度である[6]．また，抜歯後の骨の治癒は3カ月程度である．そのため，再評価までは侵襲の程度にもよるが2，3カ月の期間を設けたい．

縫合終了後から数時間で，創部の止血および血餅形成が成され，その後，数日間で肉芽組織が形成される．さらに再生療法を行っている場合は，数週間かけて組織形成が成されていく．そして，数カ月かけて形成された組織のリモデリング・成熟を重ねていく[7]．よって，再生療法を行う場合は，手術部位はおよそ5～6カ月は積極的なプロービング等を行うべきではない．

【参考文献】
1) Rosling B, al: The effect of systematic plaque control on bone regeneration in intrabony defects. J Clin Periodontol.1976;3:38-53.
2) Takei HH, et al: Flap technique for periodontal bone implants. Papilla preservation technique. J Periodontol.1985;56:204-210.
3) Cortellini P, et al: The modified papilla preservation technique. A new surgical approach for interproximal regenerative procedures.J Periodontol.1995;66:261-266.
4) Cortellini P, et al: The simplified papilla preservation flap. A novel surgical approach for the management of soft tissues in regenerative procedures. Int Periodontics Restorative Dent 1999;19:589-599.
5) Burkhardt R, et al: Influence of suturing on wound healing. Periodontol 2000 2015:270-281.
6) Segelnick SL, et al: Reevaluation of initial therapy: when is the appropriate time? J Periodontol 2006;77:1598-1601.
7) Susin C, et al: Wound healing following surgical and regenerative periodontal therapy. Periodontol 2000. 2015;68:83-98.

VII 垂直性骨欠損の外科的治療 —応用編

星 嵩,丸山起一

深い垂直性骨欠損を治療するにあたって,OFD(open flap debridement;オープンフラップデブライドメント)によって感染源を除去することにより,一定の成果が期待できる.しかしながら,治癒形式は主に長い上皮性の付着による修復であり,一度失われた組織の再生は困難である.さらなる治療成績向上のため,歯周組織再生療法が適応される.本稿では,それぞれの術式における理論とテクニックを解説していく.

1 骨移植術

骨移植術は長期にわたり世界中で行われ,良好な治療成績を示してきた[1,2].骨移植材には自家骨,他家骨,異種骨,人工骨が挙げられる.自家骨移植はゴールドスタンダードではあるが,採取量に限界があり,患者負担が大きいといった欠点がある.このように,それぞれの骨移植材には利点・欠点が存在するため(**表1**),明確な選択基準を示すのは困難である.材料の性質,患者の意向,術者の意向を全て考慮したうえで,骨移植材を選択するべきである.

表1 骨移植材の利点・欠点

	利点	欠点
自家骨	・骨形成能がある ・生体親和性が高い ・未知の病原への感染リスクがない	・患者への侵襲が大きい ・供給量に制限がある
他家骨 FDBA,DFDBA	・優れた治療成績 ・供給量の制限がない ・供給側への外科的侵襲がない	・国内未承認材料 ・倫理的問題 ・ヒト由来
異種骨 ウシ骨由来材料	・優れた治療成績 ・供給量の制限がない ・供給側への外科的侵襲がない	・生体内に長期にわたり残存する ・ウシ由来
人工骨 HA, β-TCP	・供給量の制限がない ・供給側への外科的侵襲がない ・未知の病原への感染リスクがない	・骨移植材は上皮に被包され、治癒は主に再生ではなく修復である ・HAは生体内に長期にわたり残存する

1. 新生骨ができる適切なスペース

　骨移植材を使用する目的の1つは，再生の場のスペースメイキングである．新生骨のリモデリングが起こる間，骨移植材がまばらに詰めてある状態だと歯肉弁が陥凹してしまい，再生量が減少してしまう．一方，緊密に詰めすぎてしまうと骨移植材間のスペースがなくなり，血管新生や細胞浸潤が阻害されてしまう．また，既存骨の骨頂を超えて過剰に詰めすぎてしまうと，歯肉弁の閉鎖が困難となり，裂開しやすくなってしまう（**図1**）．

　筆者は，骨移植材を骨欠損底部から既存骨の骨頂の高さまで均一に補填するに留め，強く加圧して押し込むことや，周囲の既存骨骨頂の高さを過度に超えることがないようにしている（**図2**）．

2. 骨移植材と生理食塩水，血液との混和

　他家骨，異種骨，人工骨は乾燥しており，そのままの状態で骨欠損部に移植しようとすると，顆粒がこぼれてしまい，操作が難しい．一般的には生理食塩水と混和することが多いが，血液あるいはエムドゲイン® ゲル等の生物製剤と混和することで，操作性の向上や良好な治癒が得られやすい（**図3**）．

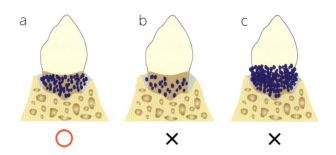

図1　a：適切な再生のスペースがある状態．b：骨移植材がまばらな状態．歯肉弁が陥凹しやすく，骨移植材が早期に吸収されてしまうため，新生骨への置換が十分に起こらない．c：骨移植材が密な状態．再生のためのスペースが不十分で，血管新生・細胞浸潤が阻害される．また，歯肉弁の閉鎖が困難であるため，裂開による感染を起こしやすい

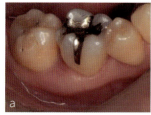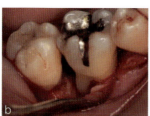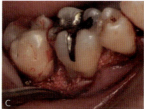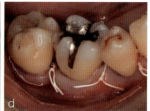

図2　a：6̄｜遠心に炎症を認める，b：遠心根を取り囲む垂直性骨欠損が認められる，c：既存骨の高さに合わせて骨補塡材を補塡，d：6̄｜遠心の弁が閉鎖している

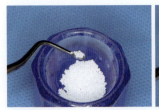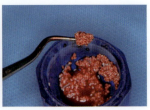 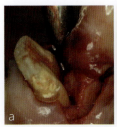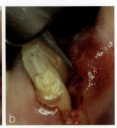

図3　Bio-Oss に血液を加えている．血液と混和したほうが骨移植材を一塊として採取することができる

図4　a：既存骨が皮質骨化しており，感染源を除去しても骨欠損形態の改善は難しい．b：血流促進を目的とし，デコルチケーションを行う

3．デコルチケーション（皮質骨穿孔術）

　骨欠損部が皮質骨化している場合等は，骨髄由来の細胞供給や血流促進を目的とし，デコルチケーションを行う（**図4**）．イヌにおける硬組織顎堤増大術における自家骨移植の論文では，受容側にデコルチケーションを行ったほうが移植骨と既存骨の生着率が高いことが報告されている[3]．

2　EMD（エナメルマトリックスデリバティブ）の理論と実践

　エムドゲインゲルは，Straumann 社から発売されている，ブタ歯胚由来のエナメルマトリックスタンパク質（EMD）である．20 年以上世界中で使用されており，歯周組織再生療法における有効性・安全性が多くの文献で認められている[4]．

1．適応症を見きわめる

　エムドゲインゲルの適応は「歯周ポケットの深さが 6mm 以上，X 線写真上で深さ 4mm 以上，幅 2mm 以上の垂直性骨欠損」とされている．しかしながら，全ての垂直性骨欠損がエムドゲインゲル単独で治るとは言い難い．骨欠損幅が広い，あるいは 1 壁性の骨欠損等骨の裏打ちがない場合，エムドゲインゲル単独で使用すると歯肉弁が陥凹するリスクが高く，創傷治癒初期に上皮が入り込んできてしまうため，骨補塡材の併用が推奨される[4]（**図5，6**．Ⅲ章を参照）．

2．エムドゲインゲルを塗布する際の注意点

　エムドゲインゲルに含有されるアメロジェニンは，根面に触れることでセメント質形成を促進する．この作用に注目するならば，デブライドメントが終了した歯根面には，血液よりも先にエムドゲインゲルが触れなければならない．そのため，肉芽組織の徹底的な除去による出血のコントロールが重要になってくる（**図7**）．もしエムドゲインゲルを適応する際に，デコルチケーションを直前に行ってしまうと，出血の影響によりその効果を十分に発揮できない可能性があるため，注意が必要である．

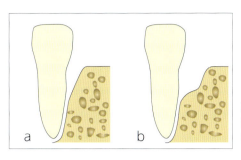

図5　a：幅が狭い垂直性骨欠損．エムドゲインゲル単独でも適応可能，b：幅が広い垂直性骨欠損．エムドゲインゲルと骨移植材との併用が推奨される

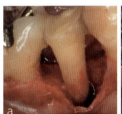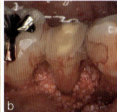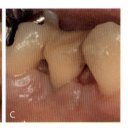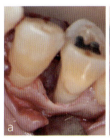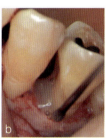

図6　a：幅が広い垂直性骨欠損，b：エムドゲインゲルとBio-Ossを併用，c：抜糸時．歯肉弁が骨移植材によって保持されている

図7　a：肉芽組織の除去により出血がコントロールされている状態．骨欠損底部まで確認することができる，b：エムドゲインゲルの塗布．血液はほとんど混入していない

3．骨移植材との併用

　エムドゲインゲルを骨移植材と併用する場合は，先にエムドゲインゲルで骨欠損を満たしてしまうと図7のようになってしまい，後に骨移植材を詰める操作が困難となる．解決策の1つとして，図7のようにエムドゲインゲルを満たした後，根面に付着したエムドゲインゲルを残し，余剰分を外科用のバキュームで吸引した後に骨補塡材を使用すると，操作がしやすい．

　Bio-Oss® とエムドゲインゲルを混和すると骨芽細胞，歯根膜細胞の付着・増殖・分化を促進すると報告されており[5]，骨移植材とエムドゲインゲルを混和する手技も有効であると考えられる．その際は，エムドゲインゲルを根面塗布用と骨補塡材混和用に分けて使用する．エムドゲインゲルには，粘調材としてプロピレングリコールアルギネートが含まれており，骨補塡材と混和する際，液体とは操作性が異なるため注意する．

3 GTR法の理論と実践

　GTR法は，1980年代にNymanら[6]が提唱した歯周組織再生法である．遮蔽膜で歯肉上皮・結合組織由来細胞の侵入を遮断して，歯根膜由来の細胞を誘導することによって，新付着を得るというものであった．

　遮蔽膜には非吸収性膜，吸収性膜が使用されてきたが，垂直性骨欠損において吸収性膜は非吸収性膜と同等の臨床パラメータの改善を起こす[7]と報告されている．そのため，近年では手術が1回で済む吸収性膜が選択されることが多くなってきている．

1. 膜の設置のポイント

　試適膜や試適紙を欠損に合わせて形づくる．膜は骨欠損を十分に覆うことができる大きさにしないと，設置が困難となる．膜の安定性が得られない場合は，必要に応じて吸収性の縫合糸で膜の固定を行う．また，骨欠損が大きく膜単独では陥凹してしまう場合は，骨移植材と併用する（図8）．

2. 縫合時のポイント

　歯肉弁の縫合は一次創傷治癒となるように，垂直マットレス縫合等を適応し，創面同士が接するように行う．縫合が進むにつれ，歯肉弁を掴むのが困難となっていく．この際に，縫合針を深く刺入してしまうと，膜ごと貫通して設置した膜がずれてしまう可能性があるため，注意する．歯肉弁の裂開が起こった場合，治療成績が低下するため，緊密に縫合を行う．

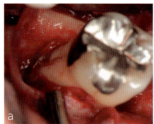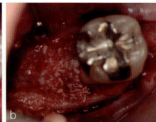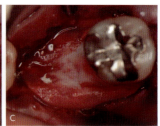

図8 a：6┘遠心に大きな骨欠損を認める，b：骨移植材を塡入，c：骨移植材の上に膜を設置

4 EMDとGTR法の比較

　垂直性骨欠損において，EMDとGTR法はアタッチメントゲイン，歯周ポケット減少といった臨床パラメータの改善では差を認められないとされている[8]．

　EMDの利点として，歯根表面に塗布するだけという操作の簡便さが挙げられる．GTR法は，術式の煩雑さから術者による結果の差が大きいことや，メンブレンの露出による再生量減少という欠点を有する．

　これらを考慮すると，幅の狭い3壁性骨欠損に関してはほとんどがEMDの適応となり，GTR法を使用する機会は少ないと思われる．特に，隣在歯同士の距離が近い歯間部の垂直性骨欠損では，GTR法を適応すると膜が細長い形状となってしまい，設置が困難である．しかしながら，下顎第二大臼歯遠心や欠損部に隣接する垂直性骨欠損では，GTR法が有効となる場合もある（図9）．

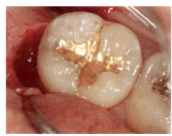
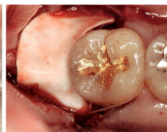

図9 7| 遠心に限局する3壁性骨欠損．膜の安定した設置が可能であった

【参考文献】

1) Sculean A,et al: Biomaterials for promoting periodontal regeneration in human intrabony defects: a systematic review. Periodontol 2000. 2015;68（1）:182-216.
2) Reynolds MA,et al: The efficacy of bone replacement grafts in the treatment of periodontal osseous defects. A systematic review. Ann Periodontol. 2003;8（1）:227-265.
3) de Carvalho PS,et al: Influence of bed preparation on the incorporation of autogenous bone grafts: a study in dogs. Int J Oral Maxillofac Implants. 2000 ;15（4）:565-570.
4) Miron RJ,et al: 20 years of Enamel Matrix Derivative: The past, the present and the future.J Clin Periodontol. 2016;14.
5) Miron RJ,et al: Adsorption of enamel matrix proteins to a bovine-derived bone grafting material and its regulation of cell adhesion, proliferation, and differentiation. J Periodontol.2012;83（7）:936-947.
6) Nyman S,et al: New attachment following surgical treatment of human periodontal disease. J Clin Periodontol, 1982;9（4）:290-296.
7) Needleman I, et al: Guided tissue regeneration for periodontal intrabony defects – a Cochrane Systematic Review. Periodontol 2000,2005;37:106-123.
8) Yu-Kang Tu,et al: A Bayesian network meta-analysis on comparisons of enamel matrix derivatives, guided tissue regeneration and their combination therapies. J Clin Periodontol,2012;39:303-314.

VII 歯周病専門医のアプローチ——part ❶
低侵襲の歯周外科テクニック

水谷幸嗣

・はじめに

　歯周組織の再生を試みる場合，外科的治療後に歯肉弁が良好な治癒経過によって一次閉鎖することは不可欠である．再生療法を行う部位は隣接面が多く，その部分の歯間乳頭部の切開のデザインと縫合法の選択に，その早期の術後経過の多くが因っている．

　一次閉鎖のためには，弁同士の付着を促し，血流の再開を妨げないような創面が求められる．そのため，歯間部での器具操作の困難さによる不均一な切開面や，剝離操作による弁の挫滅を避けるような手技が提案されてきた．その多くは，歯間部の歯肉にある程度の近遠心幅がある場合に，歯間乳頭を頬側と舌側（口蓋側）に切断せず，保存したままどちらかの弁と一塊に剝離するものである．これにより，骨欠損が存在することが多いコンタクトポイント直下に切開線が設定されることがなく，血液供給が安定している残存骨の上で，弁の閉鎖を期待できるようになる．また，弁同士の付着状態が明確に確認できるため，適切な縫合操作がしやすくなるという利点もある．その結果，乳頭歯肉が保存できることで歯間部の歯肉退縮や陥凹を防ぎ，アタッチメントゲインを得やすくなる．しかしその一方で，狭い歯間部の軟組織を損傷しないように骨欠損内の肉芽組織と歯肉弁を切離する，という繊細な処置が必要である．また，弁のバットジョイントでの一次閉鎖を導くために，細い縫合糸での正確な縫合が不可欠で，手技の習熟が求められる．

　このようなテクニックは，従来のフラップ手術と一線を画すような「侵襲の低い歯周外科手術」として確立してきており，低侵襲による良好な治癒経過が再生療法の結果にもポジティブな影響を与えることが，多くの臨床研究で報告されている．

1 フラップのデザイン

　再生療法を前提とした歯間部の切開方法については，Takeiら（papilla preservation technique[1]），Cortelliniら（modified papilla preservation technique[2]），Cortelliniら（simplified papilla preservation technique[3]），Murphy（interproximal tissue maintenance[4]）等のテクニックが報告されている（Ⅵ章参照）．これらの手法で骨欠損へアプローチすることで，従来のフラップのデザインよりも歯肉退縮を抑えられることが，システマティックレビューで示されている[5]．

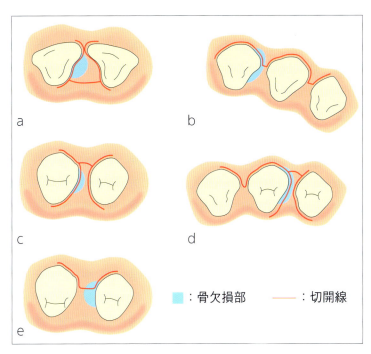

図1 外科的侵襲を最小にする切開のデザイン（原著論文より改変）．a：MIS．歯間乳頭は骨欠損を避けて頬側へ一塊で剥離する，b：SFA．歯間部歯肉の最歯冠側に切開して頬側のみを剥離する，c：MIST ①．歯間乳頭は骨欠損を避けて口蓋側へ一塊で剥離する，d：MIST ②．欠損が広がっている際はデブライドメントのためのアクセスできるよう隣在歯の頬側にのみ切開を延ばす，e：M-MIST．歯間乳頭は保存し，その欠損がデブライドメントできる範囲で，頬側部のみ剥離する

これらの歯間部への切開のデザインを応用し，より侵襲を小さくするというコンセプトで，手術範囲そのものを最小限にするアプローチでの術式が，いくつか報告されてきている（図1）．これらでは繊細な処置を確実に行うため，拡大鏡や手術用顕微鏡下でのマイクロサージェリー用器具の使用が推奨されている．そして，歯周組織再生材料との併用により，いずれも良好な歯周組織の再生が臨床的に報告されている．

1. HarrelらのMIS（Minimally invasive surgery）[6, 7]

隣接部の垂直性骨欠損に骨移植材を充填する際，従来のフラップ手術のように隣在歯まで弁を剥離せず，欠損部の歯間乳頭のみ剥離してアクセスする方法．術部を最小限にすることで，術前の歯肉形態を保持でき，また治癒が早くなると考えられている．エムドゲイン®の応用がなされており，長期経過も報告されている[8, 9]．切開および剥離が最小限になるため，拡大視野での処置が必要であり，近年では内視鏡で最小限の剥離部位を観察して処置を行うV-MIS（videoscope-assisted minimally invasive surgery）が発表され[10]，良好な結果[11]が報告されている．

2. TrombelliらのSFA（Single flap approach）[12]

頬側（もしくは口蓋側）のみ弁を剥離し，口蓋側（もしくは頬側）は剥離しないようにするという術式．剥離しない歯肉が歯間部にもあることで，弁の復位と縫合が行いやすくなり，かつ剥離した弁の安定性も増す．さらなる利点として，剥離せず手をつけていない歯間乳頭を残しておくことで，軟組織のボリュームを維持でき，創部の血液供給に有利に働くことが示されている．実際の臨床研究においても，術後の歯肉退縮が生じにくく[13]，

創閉鎖等の初期の治癒がよいことが示されている[14].

3. CortelliniらのMIST (Minimally invasive surgical technique)[15]

隣接面部の再生療法において，①外科的な外傷を減らす，②弁や創の安定を増す，③安定した一次閉鎖の確立を得る，④処置時間の短縮，⑤患者の痛みと不快の最小化，等を目指して，骨欠損部の歯間乳頭部のみを剥離する方法．欠損が頬側もしくは舌側にも伸びている場合には，隣在歯へも歯肉溝切開を延長させる．エムドゲインを応用する際の手法として，非常に高い有効性が報告されている．

4. CortelliniらのM-MIST (Modified minimally invasive surgical technique)[16]

MISTよりもさらに侵襲を最小限に抑えたもので，欠損部上部の歯間乳頭を剥離せずに，欠損頬側の歯肉のみをごくわずかに剥離して，欠損部を掻把する技法．欠損上部の軟組織を剥離しないため術前の歯間乳頭が保存でき，MISTに比べて縫合後の弁の安定性は，より増している．さらに弁の剥離をきわめて小さい範囲にすることで，欠損部への血餅の安定性が増し，良好な治癒へとつながる．

2 実際の術式について

これまで述べてきた技法のうち最も注目されており，再生療法のアタッチメントゲインの獲得が最も優れたレベルで報告されているテクニックが，CortelliniらによるMIST，M-MISTである．

MISTが2007年に新術式として報告され[15]，その臨床成績[17]や複数欠損への応用[18]，そして良好な治癒に与える要因の解析[17,19]が，同じ著者らによって示されている．その解析で重要視されている項目が「欠損部への血液供給」であり，骨欠損内での術中の出血が多いと，良好な予後が期待できることが記されている．そして，術後の治癒で重要な血餅の安定性を増すために開発されたのがM-MIST[16]であり，患者自身の血餅の安定保持による組織再生が期待できるため，エムドゲインのような再生材料を使わずとも同等の組織再生が示されている[20]．M-MISTによる似通った研究はエムドゲインだけでなく，PDGFでもなされており，有意差はないと報告されている[21]．最近のシステマティックレビュー[22]においても，M-MISTの技法によると，再生材料の併用なく同等の再生が期待できることが示されている．

これらの術式を実際に行う際に必要になるのが，拡大鏡もしくは手術用顕微鏡とそれに適したマイクロサージェリー用手術器具である．特に，上記の報告でも顕微鏡の使用が推奨されており，顕微鏡下での歯周外科を行うことで，繊細な切開や剥離が可能になる．また，侵襲を小さくするために，通常のフラップ手術よりも術野の明るさや視認性が低くなっているため，顕微鏡を使用することで，骨欠損の原因になる根面の汚染を明瞭に確認できる

ようになる．縫合においても，拡大視野で確認することで，バットジョイントでの弁の確実な一次閉鎖や，弁に負荷をかけないような細い縫合針・縫合糸の使用が可能となり，最小限の侵襲での外科手術を完遂できるようになる．

　顕微鏡使用による歯周外科治療での早期の創傷治癒の良好さについては，いくつかの報告がされている[23, 24]．この良好な早期創傷治癒が，これら最小限の外科的アプローチでの術後6カ月，12カ月でのポケット深さ減少やクリニカルアタッチメントレベル増加の向上につながっていると考えられている[25]．

　これらの最小限での外科的アプローチの際に併用される歯周組織再生材料は，現状ではエムドゲインが一般的で，遮蔽膜の設置を伴うGTR法や骨移植材に応用した報告はまだ少ない．エムドゲインを有効に作用させるには，まず歯石やプラークを残存させない正確な根面のデブライドメントが不可欠であり，その際に顕微鏡が有効である．また，適切な根面への塗布処置が求められ，その処理法で根面へのエムドゲイン付着量が異なってくるため[26]，正確なステップを踏めているかの確認にも，拡大視野は有効である．

　エムドゲインを非外科的治療で歯周ポケット内に塗布しても，組織再生は見込めないという報告が複数されており[27, 28]，再生療法をエムドゲインで行う際は，上記のような技法が最も侵襲が低く，かつ臨床成績が期待できると考えられる．

症例提示

○初　　診：2008年2月21日．
○患　　者：男性，21歳，非喫煙．
○主　　訴：上顎前歯の動揺．
○全身疾患：特記事項なし．
○服用中の薬剤：なし．
○口腔の治療歴：高校生まで歯列矯正．
○口腔内診査：プラークコントロールレコードは28％，歯周ポケットは4～6mm：16.9％，7mm以上：9.7％で，BOP（＋）は35.7％であった．細菌検査によりred complex 3種，A. actinomycetemcomitans を検出した．
○X線写真診査：全顎的に中等度の骨吸収を認め，垂直性骨欠損を⌊1，⌈2，2⌉に認めた．
○診　　断：広汎型侵襲性歯周炎．

　歯周基本治療後に，⌈2 ⌋2 近心に深い垂直性欠損を含むPPD 8mm，CAL 9mmの歯周ポケットが残存した（**図2**）．そのため，エムドゲインを用いたMISTを，顕微鏡下にて2部位同時に行った[29]．

1) 局所麻酔：歯肉頬移行部，および歯間乳頭部に行う．
2) 切　　開：マイクロサージェリー用の替刃メスにて歯肉溝切開を行い，その後，骨欠損

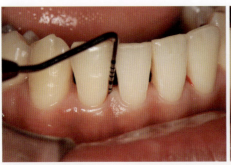
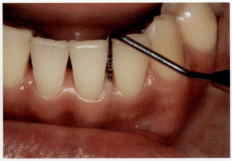

図2 歯周外科術前．2|｜2近心に深い垂直性欠損を含む8mmの歯周ポケットを認める

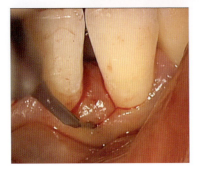

図3 骨欠損を避けるようにマイクロブレードで切開（顕微鏡撮影の動画より切り出し）

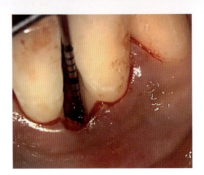

図4 デブライトメント後．歯間乳頭部のみを剝離して骨欠損を明示し，根面のSRPを行う（顕微鏡撮影の動画より切り出し）

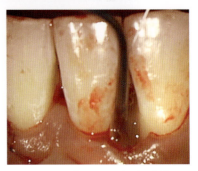

図5 エムドゲインを塗布（顕微鏡撮影の動画より切り出し）

の頰側寄りに水平切開を入れる（**図3**）．

3) 剝　離：骨欠損内の肉芽組織と歯肉弁を切離するよう注意しながら，マイクロサージェリー用の歯肉鋏や骨膜剝離子を使用して剝離する．MISTにおいて，最も慎重さが必要なステップである．

4) 搔　爬：骨欠損内の肉芽組織と根面のSRPを，顕微鏡で確認しながらグレーシーキュレットで通法に従って行う（**図4**）．

5) エムドゲイン塗布：生理食塩水で洗浄し，エムドゲインを通法に従って塗布．本症例のような骨欠損では自家骨や骨補塡材と，エムドゲインとの併用によるアタッチメントゲインの付加的効果は期待されないと報告されているため[30]，エムドゲイン単体で使用する（**図5**）．

6) 縫　合：Cortelliniらの原著では垂直マットレス変法1針のみであるが，①弁を安定させるための縫合と，②創の閉鎖のための縫合の2種類を行った．前者は，弁が頰舌間で適切なテンションがかかるよう用いるもので，剝離した歯間乳頭が無理なく元の位置に復位するようにする．垂直マットレス縫合が一般的である．後者は，復位した弁の創面を正確に一致させて閉鎖するために行う．筆者は前者には6-0ナイロンもしくはePTFE系（ゴアテックス®, CV-7），後者には7-0や8-0ナイロンを使用している（**図6**）．

VIII 歯周病専門医のアプローチ——Part ❶ 低侵襲の歯周外科テクニック

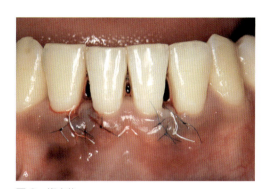

図6　術直後

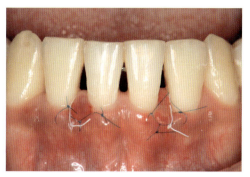

図7　術後2日経過時．切開部の1次閉鎖は完了している

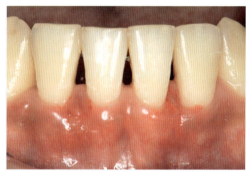

図8　術後1週間にて抜糸．良好な初期治癒が得られている

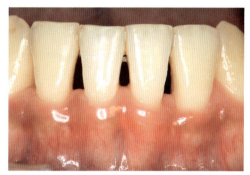

図9　術後4週間経過時．切開の瘢痕はほとんど確認できない

　術後の鎮痛剤の服用は術当日1回であった．2日後に一次閉鎖は得られ（**図7**），7日後に抜糸を行った（**図8**）．14日後には歯肉退縮や瘢痕も見られず良好な経過が確認できた（**図9**）．X線写真では，術前に深い垂直性骨欠損が認められた近心面は（**図10**），術後6カ月から骨欠損部の透過性の改善が見られ，1年半後には左右ともに垂直骨欠損部の再生が確認でき，1mmの歯肉退縮を認めるもののポケット深さも1mmになり，6mmのクリニカルアタッチメントゲインが認められた（**図11**）．術後6年が経過した現在も，同じポケット深さで安定した状態を維持している．

　このような限局的な垂直性骨欠損に対しては，MISTのような侵襲を最小限にした外科手技が有効であり，本症例のように若年の侵襲性歯周炎患者だけでなく，一般的な慢性歯周炎患者でも同等に良好な臨床成績を得ることができている．

　術部を最小限にすることで，患者の外科的治療に対する侵襲が軽減されるとともに迅速な治癒が得られたが，手術部位が数歯に及ぶ従来のフラップ手術に比べて，手術時間が短縮される[19]こともメリットである．手術時間の短縮も，良好な経過に影響している可能性が考えられる．

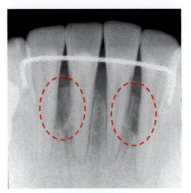

図10 術前のX線写真

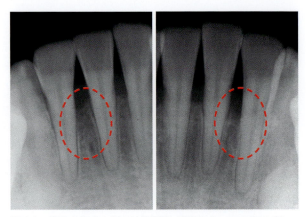

図11 術後1年6カ月のX線写真. 術前に8mmの歯周ポケットが認められた部位は, 6mmのクリニカルアタッチメントゲインが見られた

・まとめ

　最小限での外科的侵襲の歯周組織再生療法は, 迅速で良好な治癒を促して歯周組織再生療法の成功率を向上させるというだけでなく, 今後は治療に伴う侵襲や, 感染に慎重さが求められる場合にも有効になってくる可能性があり[30], 本稿で紹介した術式等の有用性が高まるであろう.

【参考文献】

1) Takei HH, et al: Flap technique for periodontal bone implants. Papilla preservation technique. J Periodontol, 1985; 56: 204-210.
2) Cortellini P, et al: The modified papilla preservation technique. A new surgical approach for interproximal regenerative procedures. J Periodontol, 1995; 66: 261-266.
3) Cortellini P, et al: The simplified papilla preservation flap. A novel surgical approach for the management of soft tissues in regenerative procedures. Int J Periodontics Restorative Dent, 1999; 19: 589-599.
4) Murphy KG: Interproximal tissue maintenance in GTR procedures: description of a surgical technique and 1-year reentry results. Int J Periodontics Restorative Dent, 1996; 16: 463-477.
5) Graziani F, et al: Clinical performance of access flap surgery in the treatment of the intrabony defect. A systematic review and meta-analysis of randomized clinical trials. J Clin Periodontol, 2012; 39: 145-156.
6) Harrel SK: A minimally invasive surgical approach for periodontal bone grafting. Int J Periodontics Restorative Dent, 1998; 18: 161-169.
7) Harrel SK: A minimally invasive surgical approach for periodontal regeneration: surgical technique and observations. J Periodontol, 1999; 70: 1547-1557.
8) Harrel SK, et al: Prospective assessment of the use of enamel matrix proteins with minimally invasive surgery. J Periodontol, 2005; 76: 380-384.
9) Harrel SK, et al: Prospective assessment of the use of enamel matrix derivative with minimally invasive surgery: 6-year results. J Periodontol, 2010; 81: 435-441.
10) Harrel SK, et al: A videoscope for use in minimally invasive periodontal surgery. J Clin Periodontol, 2013; 40: 868-874.
11) Harrel SK, et al: Videoscope-assisted minimally invasive periodontal surgery (V-MIS). J Clin Periodontol, 2014; 41: 900-907.

12) Trombelli L, et al: Single-flap approach with buccal access in periodontal reconstructive procedures. J Periodontol, 2009; 80: 353-360.
13) Farina R, et al: Change in the Gingival Margin Profile After the Single Flap Approach in Periodontal Intraosseous Defects. J Periodontol, 2015; 86: 1038-1046.
14) Farina R, et al: Early postoperative healing following buccal single flap approach to access intraosseous periodontal defects. Clin Oral Investig, 2013; 17: 1573-1583.
15) Cortellini P, et al: A minimally invasive surgical technique with an enamel matrix derivative in the regenerative treatment of intra-bony defects: a novel approach to limit morbidity. J Clin Periodontol, 2007; 34: 87-93.
16) Cortellini P, et al: Improved wound stability with a modified minimally invasive surgical technique in the regenerative treatment of isolated interdental intrabony defects. J Clin Periodontol, 2009; 36: 157-163.
17) Cortellini P, et al: Minimally invasive surgical technique and enamel matrix derivative in intra-bony defects. I: Clinical outcomes and morbidity. J Clin Periodontol, 2007; 34: 1082-1088.
18) Cortellini P, et al: Single minimally invasive surgical technique with an enamel matrix derivative to treat multiple adjacent intra-bony defects: clinical outcomes and patient morbidity. J Clin Periodontol, 2008; 35: 605-613.
19) Cortellini P, et al: Minimally invasive surgical technique and enamel matrix derivative in intrabony defects: 2. Factors associated with healing outcomes. Int J Periodontics Restorative Dent, 2009; 29: 257-265.
20) Cortellini P, et al: Clinical and radiographic outcomes of the modified minimally invasive surgical technique with and without regenerative materials: a randomized-controlled trial in intra-bony defects. J Clin Periodontol, 2011; 38: 365-373.
21) Mishra A, et al: Efficacy of modified minimally invasive surgical technique in the treatment of human intrabony defects with or without use of rhPDGF-BB gel: a randomized controlled trial. J Clin Periodontol, 2013: 40: 172-179
22) Liu S, et al: Minimally Invasive Surgery Combined with Regenerative Biomaterials in Treating Intra-Bony Defects: A Meta-Analysis. PLoS One, 2016; 11: e0147001.
23) Cortellini P, et al: Microsurgical approach to periodontal regeneration. Initial evaluation in a case cohort. J Periodontol, 2001; 72: 559-569.
24) Wachtel H, et al: Microsurgical access flap and enamel matrix derivative for the treatment of periodontal intrabony defects: a controlled clinical study. J Clin Periodontol, 2003; 30: 496-504.
25) Fickl S, et al: Microsurgical access flap in conjunction with enamel matrix derivative for the treatment of intra-bony defects: a controlled clinical trial. J Clin Periodontol, 2009; 36: 784-790.
26) Miron RJ, et al: Enamel matrix protein adsorption to root surfaces in the presence or absence of human blood. J Periodontol, 2012; 83: 885-892.
27) Mellonig JT, et al: Clinical and histologic evaluation of non-surgical periodontal therapy with enamel matrix derivative: a report of four cases. J Periodontol, 2009; 80: 1534-1540.
28) Sculean A, et al: Histologic evaluation of human intrabony defects following non-surgical periodontal therapy with and without application of an enamel matrix protein derivative. J Periodontol, 2003; 74: 153-160.
29) 水谷幸嗣, 和泉雄一: マイクロサージェリーにてエムドゲインによる歯周組織再生療法を行った侵襲性歯周炎の一症例. 日本歯周病学会誌春季特別号, 2013; 56: 138.
30) Tu YK, et al: A Bayesian network meta-analysis on comparisons of enamel matrix derivatives, guided tissue regeneration and their combination therapies. J Clin Periodontol, 2012; 39: 303-314.
31) Mizutani K, et al: Lasers in minimally invasive periodontal and peri-implant therapy. Periodontol 2000 71: 185-212, 2016

IX 歯周病専門医のアプローチ——Part ❷
歯周組織再生療法の評価

二階堂雅彦

　垂直性骨欠損の修復を優先順位とした場合，最も予知性の高いアプローチは，歯周組織再生療法によるものと筆者は考える．しかしながら，垂直性骨欠損の病態はさまざまであり，また歯周組織再生療法の術式においても多くの治療法と，それらを組み合わせたコンビネーション・セラピーが紹介されている．それらを臨床でどう応用すべきか，文献報告によるそれぞれの治療の評価と筆者の症例を交え，考察していく．

1 骨壁による評価

　垂直性骨欠損を取り囲む骨壁は，その数により「1壁性」「2壁性」「3壁性」と表され，骨壁が増えるほど歯周組織再生療法の予知性は高まることが知られている．また，臨床で見られる実際では，垂直性骨欠損は純粋に1壁性，2壁性というよりも，1～3壁のコンビネーションにより構成されていることがほとんどである．

　Cortellini，Tonettiらは23人の歯周病患者（18～56歳）に，初期治療後，40の垂直性骨欠損をGTR法にて治療した[1,2]．術中，骨縁下欠損の形態を計測して印象採得を行い，その後ePTFEメンブレン（Gore-Tex®）を設置．4～6週後に除去し，1年後に再評価およびリエントリーを行い，再計測した．

　その結果，全体では術前では6.2mmの骨欠損が治療後では4.8mmに改善されたが，それらを分析すると3壁性の部分は95％改善されたにもかかわらず，2壁性の部分は82％，1壁性の部分は39％しか改善されなかった．垂直性骨欠損の歯周組織再生療法による改善は，骨壁に大きく依存することが報告された（図1a～c）．

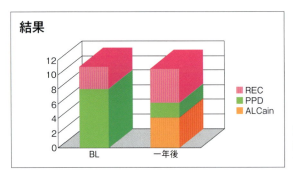

図1a 1年後の経過．アタッチメントゲインと歯肉退縮により，術前の深いポケットは大きく改善されている（Tonettiら，1993[2]より）

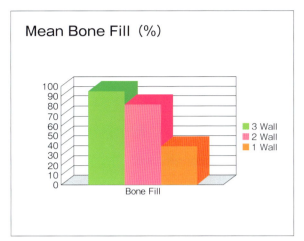

図1b 骨欠損の改善（Bone fill）は3壁性部で95％であったが，以下2壁性部，82％，1壁性部39％と骨壁数が少なくなるにつれ落ちていく（Tonettiら，1993[2]）より）

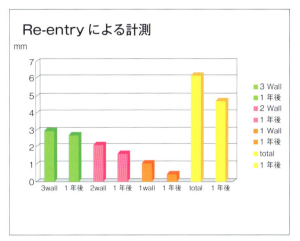

図1c 垂直性骨欠損は1〜3壁性のコンビネーションから成る．再生療法後リエントリーによる計測を行うと，術後の改善度合いは骨壁に大きく依存していることがわかる（Tonettiら，1993[2]）より）

　ここで筆者の症例を見てみよう．初診時1998年のこの症例であるが，4̄近心に10mmのポケット認めた．フラップを挙上すると，術前のX線写真からは想像できないような深い骨欠損が認められた．

　骨欠損形態を細かく分析すると，根尖方向は3壁性，そして歯頸部方向にかけて2壁性の骨欠損，さらに頰側は骨壁がなく，歯肉縁下で大きく歯槽骨が退縮していた．欠損に対して歯周組織再生療法を行い，材料には当時発売されたばかりのEMD（エムドゲイン®）を使用した．1年後，プローブ値は4mmに減少し，リエントリーを試みた．すると，3壁性の部分はほぼ100％新生骨によって満たされていたが，2壁性の部分は骨壁に近い部分のみ新生骨が認められ，頰側の退縮した部分では，ほぼ骨再生は見られなかった．この症例の治癒経過は，再生療法に用いた材料は異なるものの，前述のCortelliniらの報告を裏付けるものといえるだろう（**図2a〜d**）．

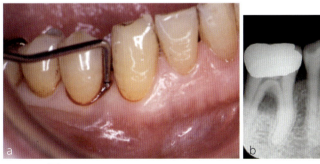

図2 a：4̄近心に10mmの歯周ポケットを認める，b：同部位のX線写真像

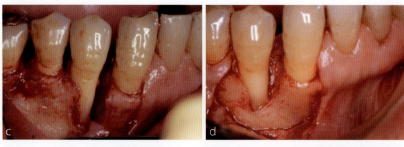

図2 c：EMDによる再生療法時，d：1年後のリエントリー時．根尖側方向の3壁性部はほぼ100％の修復が見られるが，歯頸部方向の2壁性部は，部分的な回復に留まる

●リエントリー，ヴァーチャル・リエントリーによる評価

　従来は再生療法で得られた結果を三次元的に評価するため，治療した部位の治癒を待ち，再度外科的なアクセスを行うことがあった（リエントリー）．しかし，この方法はもちろん侵襲を伴うものであり，現在はCBCT（cone-beam computed tomography；コーンビーム断層撮影法）の応用により，非侵襲的にリエントリーと同等の再生療法後の骨形態の観察を行うことが可能になった．筆者はこれを「ヴァーチャル・リエントリー（virtual re-entry）」と名付けている（**図3**）．

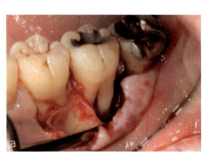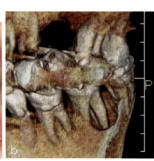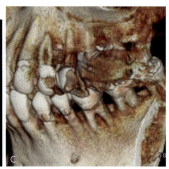

図3 a：6̅根分岐部病変に対する再生療法，b：術前のCBCT，ボリューム・レンダリング像，c：術後4年のヴァーチャル・リエントリー．CBCTにより，リエントリーすることなく同等の評価を行うことができる

2 治療法による評価

　垂直性骨欠損に対しての再生療法は，歴史的に見ると60年代後半から臨床応用された骨移植，さらに80年代に開発されたGTR法，そして90年代にはEMD，さらに21世紀に入るとアメリカでは成長因子製剤を応用した歯周組織再生療法が導入された．

　では，それぞれに対してどのような評価がされているのだろう．また，そもそも通常のフラップ手術では再生は得られないのだろうか．歴史的背景に少し触れることで，垂直性骨欠損に対する各治療法がどのように評価され，また，それをベースに考え方がどう変遷したのか辿ってみる．

1. GTR法は骨移植，OFDよりも良好

　1998年に発表されたLaurellらのメタ分析論文[3]では，その時点で発表されていた骨移植単独，GTR法，またそれらのコントロールとして用いられていたOFD（歯肉剥離掻把術）をメタ分析し比較した．

　その結果，全ての治療法でPPDの減少とアタッチメントの獲得を得ている．しかしながらその成績を見てみると，PPD減少，アタッチメントレベル（AL）獲得ともGTR法＞骨移植＞OFDの順に優れていることがわかる．また，≧2mmのALが改善したケースの割合を見ると，GTR法で圧倒的に高いことがわかる（**図4a，b**）．従来の治療法（SRPやOFD）でもPPDやAL等の臨床パラメータ，X線写真上での骨レベルの改善を見る．しかしながら，それに骨移植材を加えることによって改善の予知性は上がり，またGTR膜を使用することにより，その予知性はさらに飛躍的に上がることをこの論文は述べている．

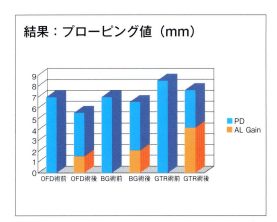
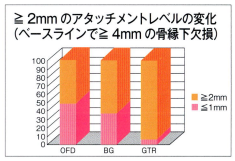

図4 a：垂直性骨欠損に対するメタ分析(Laurellら[3])．OFD，骨移植，GTR法のそれぞれの術前PPDと術後PPD，AL gainを示す．GTR法＞骨移植＞OFDの順で，優れた数値が示されている（Laurellら，1998[3]より）

図4 b：ベースラインで≧4mmの垂直性骨欠損に対し治療を行い，≧2mmのALの獲得があったケースの割合．GTR法の優位性がわかる（Laurellら，1998[3]より）

2. GTR 法と EMD は同等

　次いで欧米では1997年，我が国では1998年にEMDが発売された．従来のGTR法，特に非吸収性メンブレン使用時には操作性，また裂開しメンブレンが露出した場合の易感染性等，多くの問題が見られたが，ゲル状の本材は操作性に長け，またそもそもメンブレンを使わないので術後感染の度合いもはるかに少なく，歯周病界に好意を以て迎えられた．しかし，実際当時のスタンダードであったGTR法と比較し，どの程度の効果が得られるのかに注目が集まった．

　そこでの代表的論文は，PontorieroらによるランダムHub化比較試験であろう[4]．ここでは垂直性骨欠損に対し，3種類のGTRメンブレン（非吸収性メンブレン；ePTFE，吸収性メンブレン；Guidor®，Resolut®．なお，Guidorは近年GBR；guided bone regeneration，骨誘導再生用として復活したが，他は現在，全て市場から退出）とEMDを，それぞれコントロール群と比較した．結果は，4種の材料間の再生能力に有意差はなかった（**図5**）．すなわち，"GTR法 ≒ EMD" がこの時点での結論であった．

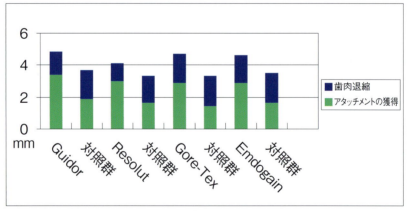

図5 Guidor, Resolut, GoreTex メンブレン，EMD の術前・術後．4者間に有意差はなく，同等の再生効果が得られている（Pontoyieroら，2011[4] より）

3. 1壁性では異なる対応が必要

　前の結論を受け，歯周組織再生療法のスタンダードとしてEMDが確固たる地位を築き上げた．しかし，時代が下がるにつれEMDでは十分な結果が得られない場合もあることが，臨床家の間で囁かれるようになってきた．また，それをサポートするようにEMDの臨床的な有用性に対して疑問を投げかけるシステマティック・レビューも発表されている[5]．

　これを解き明かしたのがSicilianoらの報告である[6]．彼らは主に1壁性垂直性骨欠損に対し，EMDとチタン強化型ePTFEメンブレンを使用したGTR法について，ランダム化比較試験を行った．

その結果は有意にGTR法での結果が優れているというもので，EMD群では＞6mmの残存ポケットを有するもの，すなわち再治療を必要とするものが全体の79％あったと報告している．ゲル状であるEMDでは1壁性骨欠損においては骨欠損内に材料が留まらず，いわゆるスペースメイキングができないためであると考えられている．結論として，1～2壁性ではGTR法＞EMDとなる（**図6a, b**）．

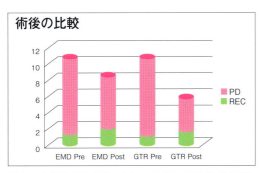

図6a　1壁性骨欠損に対するEMD，GTR法の効果．EMDの効果はGTR法に比較し，劣っていた（Sicilianoら，2011[6]）より）

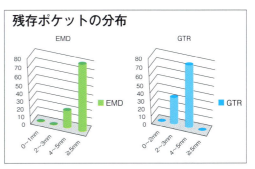

図6b　EMDでは多くのケースで＞6mmの残存ポケットを認めた（Sicilianoら，2011[6]）より）

4. GTR法とEMD＋スペースメイキング材は同等

では，次なる疑問としては，EMDにおいても積極的にスペースメイキングを行えば，GTR法でも同等の結果が得られるのだろうか．このグループはこの疑問に答えるため，EMDとDBBM（deproteinized bovine bone mineral；脱タンパク化牛骨ミネラル，商品名：Bio Oss®）のコンビネーション・セラピーをすることにより，スペースメイキングを行った．

彼らは前の研究と同様に1壁性骨欠損に対し，スペースメイキングのためEMDにDBBMを加えた群と，GTR法群（吸収性コラーゲンメンブレンとDBBMのコンビネーション）との群をランダム化比較研究した[7]．その結果は，両者の間に有意差はないというものであった．つまり，1壁性骨欠損に対しスペースメイキングを積極的に行うことにより"GTR法≒EMD"となることが明らかになった（**図7**）．

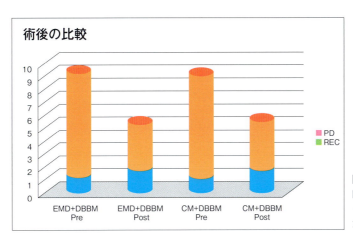

図7　1壁性骨欠損に対するEMD＋DBBM，コラーゲンメンブレン＋DBBMの比較．両者間に有意差はない（Sicilianoら，2014[7]）より）

5. 成長因子製剤（PDGF；Platelet derived growth factor, 血小板由来成長因子）

新しい世代の歯周組織再生療法の材料として，血小板由来成長因子を遺伝子組み換えにて応用した材料（rhPDGF；recombinant human platelet derived growth factor）が，アメリカでは2005年から臨床に応用されている．多施設試験等でその有用性は確認されているが[8]，現在まで他の再生材料との比較試験は発表されておらず，エビデンスとしては他材に比べての有用性は未確立である．なお，この材料は粘性がまったくないため，キャリアとして骨移植材との併用が必須であり，β-TCPが製品には付属している．しかし，すでに発表されている文献では他家骨等，他の骨移植材と併用したものも見られる[9]．

3 ディシジョン・ツリー

以上の結果等をもとにし，AAPでは2014年に再生療法のコンセンサスを得るためのワークショップが開催され，現状で検索のできる1,000以上の論文の中から，レビューの基準に合致する124の論文のシステマティック・レビューを行い[10]，そこで得られたコンセンサスをもとに，ディシジョン・ツリーが作成されている[11]．

ここでは，スペースメイキングが容易な3壁性骨欠損に対しては，EMD，GTR法等の単独療法（mono therapy）が推奨されているものの，それ以外の骨壁数の少ないケースでは，コンビネーション・セラピーが推奨されている（**図8**）．

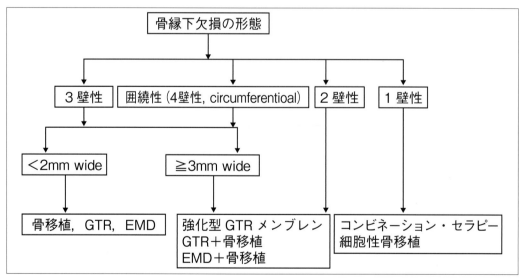

図8 AAPによる垂直性骨欠損に対するディシジョン・ツリー（Reynoldsら，2015[11]を改変）

前述のように，臨床では純粋な3壁性骨欠損のケースは少ない．それを考えるとEMDの使用を主体としたとき，多くのケースでスペースメイキングのため骨移植材，またはメンブレンを併用する必要があると考えられる．

症例提示

骨壁形態により対応を変えた症例（図9〜13）．
- ○初　診：2004年6月12日．
- ○患　者：男性，45歳，非喫煙．
- ○主　訴：歯が揺れる．歯周病を直してほしい．
- ○全身疾患：特記事項なし．
- ○服用中の薬剤：なし．
- ○口腔の治療歴：必要に応じて歯科医治療を受けてきたが，歯周治療に関してはほぼ治療の既往はない
- ○口腔内診査：ほぼ全顎にわたり歯肉の炎症，またプラーク，歯石の沈着を認める．また不適合な補綴物（特に下顎左側のブリッジ）を認める．
- ○X線写真診査：臼歯部に垂直性骨欠損を認める．特に⌊5は根尖に至る深い垂直性骨欠損，また7⌋も狭く深い垂直性骨欠損を呈している．
- ○診　断：広汎性重度慢性歯周炎．

　基本治療後の残存ポケットに対し，7⌋は狭い3壁性骨欠損に対しEMD単独にて治療を行った．また⌊5は根尖に至る深い1〜3壁性コンビネーションによる骨欠損があり，こちらはEMD＋自家骨により治療を行った．矯正治療の終了を待ち，2年後にさらに残存ポケットの除去を図るためリエントリーおよび骨外科を行い，最終補綴を行った．
　初診より10年後の経過は良好である．

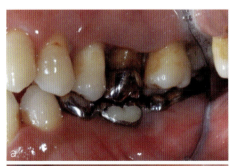
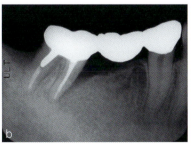
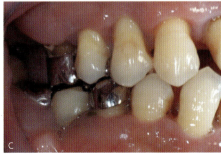
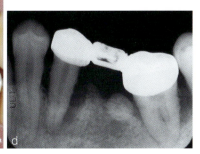

図9 両側下顎臼歯部に深い垂直性骨欠損が認められる．a：右側臼歯部，b：7⌋は狭く垂直性骨欠損を示す，c：左側臼歯部，d：不適合ブリッジ，また⌊5は根尖に至る深い骨欠損

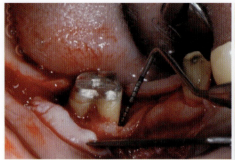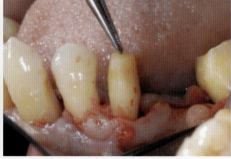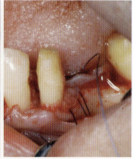

図10 7̲ の狭い3壁性骨欠損に対しEMD単独にて，5̲ の深い1〜3壁性コンビネーションの骨欠損に対してはEMD＋自家骨により治療を行った

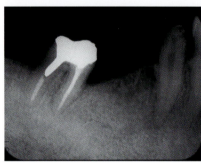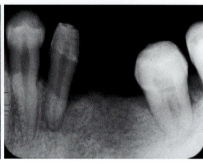

図11 術後6カ月時．骨欠損の修復が見られる

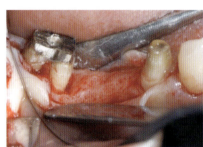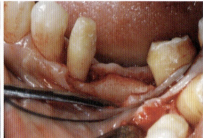

図12 4〜5mmの残存ポケットが生じた．補綴支台歯となるためリエントリーを行い，ポケットの除去を図る．写真はリエントリー時

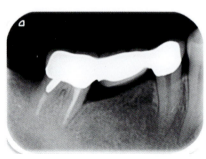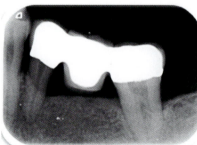

図13 術後7年時のX線写真．特に5̲ は少ないアタッチメントながら3カ月ごとのSPTを行い，良好な経過を辿っている．写真は最終補綴

・おわりに

本稿では再生療法が臨床家の間でどのように評価されてきたか，歴史的変遷をふまえ解説を行った．

【参考文献】

1）Tonetti MS, et al: Periodontal regeneration of human infrabony defects. III. Diagnostic strategies to detect bone gain. J Periodontol,64:269-277,1993.
2）Tonetti MS, et al: Periodontal regeneration of human intrabony defects. IV. Determinants of healing response.J Periodontol,64:934-940,1993.
3）Laurell L, et al: Treatment of intrabony defects by different surgical procedures. A literature review.J Periodontol,69: 303-313,1998.
4）Pontoriero R, et al: The use of barrier membranes and enamel matrix proteins in the treatment of angular bone defects. A prospective controlled clinical study.J Clin Periodontol,26:833-840,2011.
5）Esposito M, et al: Enamel matrix derivative（Emdogain（R））for periodontal tissue regeneration in intrabony defects.Cochrane Database Syst Rev.7;（4）:CD003875,2009.
6）Siciliano VI, et al: Clinical outcomes after treatment of non-contained intrabony defects with enamel matrix derivative or guided tissue regeneration: a 12-month randomized controlled clinical trial.J Periodontol ,82:62-71,2011.
7）Siciliano VI, et al: Clinical outcomes following regenerative therapy of non-contained intrabony defects using a deproteinized bovine bone mineral combined with either enamel matrix derivative or collagen membrane.J Periodontol,85:1342-1350,2014.
8）Nevins M, et al: Platelet-derived growth factor promotes periodontal regeneration in localized osseous defects: 36-month extension results from a randomized, controlled, double-masked clinical trial.J Periodontol,84:456-464,2013.
9）Darby IB, et al: A systematic review of the use of growth factors in human periodontal regeneration.J Periodontol,84:465-476,2013.
10）Kao RT, et al: Periodontal regeneration - intrabony defects: a systematic review from the AAP Regeneration Workshop.J Periodontol2015,86（Suppl）:S77-104.
11）Reynolds MA, et al: Periodontal Regeneration - Intrabony Defects:Practical Applications from the AAP Regeneration Workshop.Clin Adv Periodontics,5: 21-29, 2015.

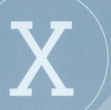

歯周病専門医のアプローチ──Part ❸
国内承認材料

小柳達郎，野田昌宏

1 国内承認材料について

　一般的に医薬品・医療機器などは効能・効果と副作用を併せ持つため，品質，有効性および安全性の確保が必要となる．そのため，開発から実際に使用するまでの過程で規制を設け，各検査過程を通過したものだけが「医薬品，医療機器等の品質，有効性および安全性の確保等に関する法律」（2014年11月に薬事法より改正）に基づき承認される．

　特に，垂直性骨欠損の治療に有用な材料は，上記の法律における医療機器クラス分類の中でも，不具合が生じた場合，人体へのリスクが比較的高いと考えられるものとして高度管理医療機器に分類され，厚生労働省による薬事承認が必要となる．この承認を得たものが「国内承認材料」といわれるものである．本稿では，垂直性骨欠損の治療に有用な国内承認材料を記すとともに，その特徴について述べていく．

2 国内承認されている骨移植材料の種類と特徴

1. 自家骨（Autogenous bone graft）

　骨形成能，骨誘導能および骨伝導能を有し，患者本人から採取するため感染症や拒絶反応等のリスクがない．移植骨の種類として皮質骨移植，海面骨移植があり，採取部位としては欠損部顎堤，上顎結節および下顎臼後隆起から採取される．自家骨移植についての研究は古く，骨内欠損にデブライトメントと自家骨移植を行い，採取したヒト組織標本で，欠損部における新生骨および新生セメント質の形成が起こることを報告されている[1〜3]．さらにFroumらは，2壁性の骨欠損に対して自家骨移植を行った群について，アクセスフラップ（フラップキュレッタージュ，オープンフラップデブライトメント；OFD）のみ行った群よりも，アタッチメントゲインが認められることを報告している[4]．また，骨再生に必要な成長因子などを多く含んでおり，骨移植材としては現在でもゴールドスタンダードとされている．

　しかし，術野が2箇所になる場合があることや，採取できる骨量に限界があること等が，欠点として挙げられる．

症例提示

4壁性（circumferential）骨欠損に対し，エムドゲインゲルに自家骨を併用して，治療を行った症例（図1〜5）．

- ○初　診：2010年8月10日．
- ○患　者：女性，57歳，45〜55歳まで10年間喫煙．
- ○主　訴：歯がぐらぐらする．
- ○全身疾患：高血圧（現在は降圧剤を服用し，コントロールされている）．
- ○服用中の薬剤：降圧剤（アンギオテンシンⅡ受容体拮抗薬）．
- ○口腔の治療歴：約10年前に歯周病を指摘されるも，積極的な治療はほとんど受けてこなかった．
- ○口腔内診査：全顎的に深いポケットが存在し，上顎はほぼ全ての歯が1〜2度動揺している．特に，3|3は最深部で9mmの歯周ポケットを認める．
- ○X線写真診査：3|3にお椀状の垂直性骨欠損が認められる．
- ○診　断：広汎型重度慢性歯周炎．

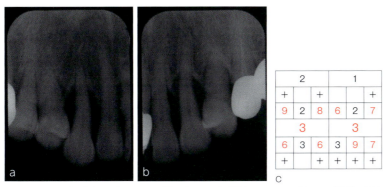

図1　a，b：初診時のデンタルX線写真．c：初診時のPPD．3|3に4壁性の骨欠損像が確認できる

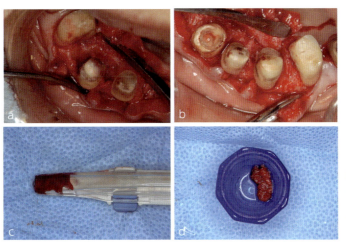

図2　術中写真（a〜d）．左右とも4壁性の骨欠損であることが確認できる．自家骨はボーンスクレイパーにて採取し，エムドゲインゲル塗布後，填入した

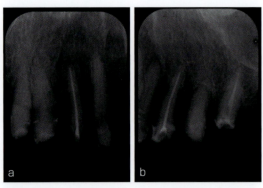

図3　術後1年経過時のデンタルX線写真（a, b）．歯槽骨の再生が認められる

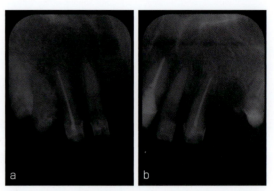

図4　その後，骨の平坦化を図るため挺出を行った（a, b）

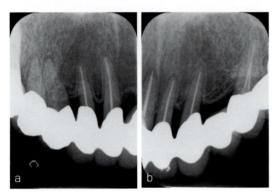

	0			0	
3	2	2	2	2	3
	3			3	
3	2	2	2	2	2

図5　a, b：歯周組織再生治療後4年経過時のデンタルX線写真，c：同時期のPPD．歯槽骨の状態は変化なく，良好に推移している

2. 異種骨（Xenograft）

　動物や珊瑚から採取された骨移植材である．日本国内でもウシの骨を高温で焼成処理し，タンパク質や有機成分を除去したものが認可されている（Bio-Oss®，ボーンジェクト®）．

　一般的に骨伝導能を有しており，採取量の制限がなく，骨採取のための手術の必要がないという利点があるが，吸収されにくく難溶性である．またプリオン等への感染の危険性は，高温で処理されており，安全性には問題ないとされてはいるが，未だ懸念事項となっている．

・ウシ由来骨補塡材に関する文献的考察

　ウシ骨由来材料の解剖学的構造は，DFDBA（demineralized freeze dried bone allograft；脱灰凍結乾燥骨）や人工のハイドロキシアパタイト（HA）と比較し，より骨再生に適したヒトの海綿骨の構造と類似している[5]．Richardsonら[6]はウシ骨由来補塡材とDFDBAを比較した際の臨床パラメータは，同等かそれ以上の改善が見込めることを報告している．また，バリアメンブレンおよびEMDと併用されることが多く，良好な治療成績が報告されている[7]．

3. 人工骨（Alloplastic graft）

　化学的に合成された材料である．そのため使用できる量に制限がなく，感染症のリスクもないため，さまざまな種類の材料が日本国内で認可されている．また，顆粒状のものやブロック状のものなど，さまざまな大きさ・気孔率のものが製品化されている．Yuknaらの研究では[8]，骨内欠損にOFDのみとHAを填入したところ，HAを用いた場合に臨床パラメータの良好な改善が認められることを報告している．しかし，HAの治癒形態は組織に被包され，組織内に残存する．いくつかの報告では，新生セメント質の形成は骨欠損の根尖部に限られ，長い上皮性の付着による修復であると報告されている[9,10]．また，β-TCPにおいても，根面に対して長い上皮性の付着による修復であると報告されている[11]．

1) HA：骨伝導能を有する材料である．しかし生体に吸収されず，骨に置換しないため[12]，感染を起こした場合は除去せねばならないという欠点がある．アパセラム®，アパセラム-AX®，ボーンタイト®，ネオボーン®，Calcitite®，オステオグラフトS-D®．

2) β-TCP：合成したβ-TCPを焼成し，多孔質状の顆粒やブロック体に成形されたものがある．骨伝導能を有し，骨に完全に置換される．吸収期間は8〜12週とされる．セラソルブ®，Arrow Bone β®，テルフィール®（オスフェリオン）．

3) β-TCP+HA：セラタイト®．

4) α-TCP：バイオペックス®．

3 国内承認されているメンブレンの種類と特徴

　骨内欠損に用いられる手法として，バリアメンブレンがある．1982年Nymanら[13]によりGTR法が提唱されて以来，さまざまな製品が開発されてきた．メンブレンは，組織再生において「細胞」「成長因子」「足場（スキャフォールド）」の中の「足場」に相当するものである．以下に，日本国内で認可されているメンブレンを挙げる．

1. 吸収性メンブレン

　バリアメンブレンの中でも生体に吸収される．非吸収性メンブレンではメンブレンの露出や術部の感染のリスクが高く，2次手術により歯槽骨が吸収する恐れがあり，治癒を阻害してしまう可能性が報告されている．そこで，それらの問題を解決するために発達してきた材料である．OFDと比較しても良好な臨床成績が報告されている[14]．

1）コラーゲンメンブレン：
1）コーケンティッシュガイド®：ウシ真皮由来由来アテロコラーゲンとウシ腱由来不活性コラーゲンを9：1の割合で混合し，凍結乾燥させた後，ジイソシアン酸ヘキサメチレンにて化学架橋処理してある．最初から吸収性縫合糸がついている．吸収期間6〜12週．
2）Bio-MEND®：ウシのアキレス腱から抽出されたタイプ1コラーゲン．日本国内ではGTR法に用いる際に，保険適用される．比較的早期に吸収される．吸収期間6〜7週．
3）Bio-Guide®：ブタ由来吸収性コラーゲンを原材料とし，二層構造から成るコラーゲン膜．しばしばBio-Ossと併用して用いられる．最終的に生体内でアミノ酸に分解され，吸収される．吸収期間16〜24週．

2）ポリ乳酸メンブレン：
・ジーシーメンブレン®：日本国内ではGTR法に用いる際に，保険適用される．乳酸共重合体から成る合成メンブレンであり，厚さ250μmで20μmの多孔性構造を有している．術後，生体内で加水分解により吸収される．吸収期間8〜16週．

2．非吸収性メンブレン

Gore-Tex TR Membrane®，e-PTFEメンブレン®（現在生産中止）．現在，日本国内で認可されている非吸収性のメンブレンのものはない．

症例提示

GTR法に自家骨を併用して治療を行った症例（**図6〜9**）．
○初　診：2009年8月3日．
○患　者：女性，55歳，喫煙経験なし．
○主　訴：全体的に悪い部分を治療したい．
○全身疾患：特記事項なし．
○服用中の薬剤：なし．
○口腔の治療歴：過去10年間，必要に応じて齲蝕に由来する治療を受けてきた．歯周病に関しては今まで指摘されたことはなかった．8は20〜30年前に抜歯経験がある．
○口腔内診査：7遠心に9mmの歯周ポケットを認める．
○X線写真診査：7遠心に垂直性骨欠損を認める．
○診　断：広汎型重度慢性歯周炎．

　本症例は3壁性の骨欠損ではあるが，骨欠損幅が5mmと広かったため，スペースメイキングとして自家骨を併用し，GTR法を行った．

歯周病専門医のアプローチ——Part ❸ 国内承認材料

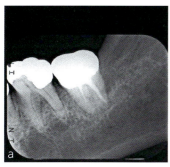

3	2	9
	7	
4	3	9
+		+
	0	

図6 a：初診時のデンタルX線写真，b：初診時のPPD．「7遠心部に垂直性骨欠損が確認できる

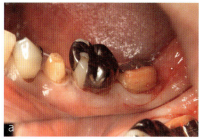 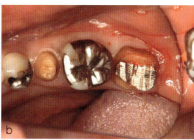 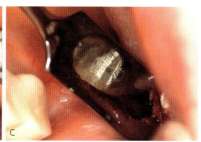

図7 術中口腔内写真（a～c）．幅の広い3壁性骨欠損を呈している

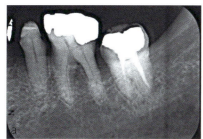 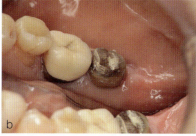

図8 a：術後1年経過時のデンタルX線写真，b：術後1年経過時の口腔内写真．歯肉の退縮は認められず，デンタルX線写真でも，骨欠損部の不透過性が亢進していることが確認できる

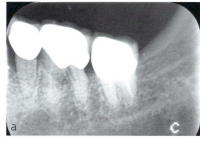

2	2	3
	7	
2	2	2
	0	

図9 a：歯周組織再生治療後3年経過時のデンタルX線写真，b：同時期のPPD．良好に治癒したことが確認できる

【参考文献】
1) Ross SE, et al: The fate of a free osseous tissue autograft. A clinical and histologic case report. Periodontics. 1968；6：145-151.
2) Listgarten MA, et al: Histological study of repair following new attachment procedures in human periodontal lesions. J Periodontol.1979；50：333-344.

3）Nabers CL, et al: 3rd. Gross and histologic evaluation of an autogenous bone graft 57 months postoperatively. J Periodontol.1972；43：702-704.
4）Froum SJ, et al: Osseous autografts. III. Comparison of osseous coagulum-bone blend implants with open curetage. J Periodontol.1976；47：287-294.
5）Valdre G, et al:［Scanning electron microscopy（SEM）and microanalysis（EDS）applied to the study of biomaterials for dental use. 6］. Minerva Stomatol.1995；44：55-68.
6）Richardson CR, et al: Clinical evaluation of Bio-Oss：a bovine-derived xenograft for the treatment of periodontal osseous defects in humans. J Clin Periodonto.1999；26：421-428.
7）Sculean A, et al: Biomaterials for promoting periodontal regeneration in human intrabony defects：a systematic review. Periodontol2000.2015；68：182-216.
8）Yukna RA: Osseous defect responses to hydroxylapatite grafting versus open flap debridement. J Clin Periodontol. 1989；16：398-402.
9）Carranza FA Jr. et al: Histologic study of healing of human periodontal defects after placement of porous hydroxylapatite implants. J Periodontol.1987；58：682-688.
10）Stahl SS, et al: Histologic and clinical responses to porous hydroxylapatite implants in human periodontal defects. Three to twelve months postimplantation. J Periodontol.1987；58：689-695.
11）Stavropoulos A, et al: Clinical and histologic evaluation of granular Beta-tricalcium phosphate for the treatment of human intrabony periodontal defects：a report on five cases. J Periodontol.2010；81：325-334.
12）Garrett S: Periodontal regeneration around natural teeth. Ann Periodontol 1996；1：621-666.
13）Nyman S, et al: New attachment following surgical treatment of human periodontal disease. J Clin Periodontol.1982；9：290-296.
14）Stoecklin-Wasmer C, et al: Absorbable collagen membranes for periodontal regeneration：a systematic review. J Dent Res 2013；92：773-781.

XI 歯周病専門医のアプローチ——Part ❹
国内未承認材料

清水宏康

1 国内未承認薬について

　世界中では数多くの薬剤が歯科医療に用いられ，幅広く臨床に応用されている．その中で歯周病治療に用いられている材料・薬剤は骨移植材，メンブレン，成長因子等も数多く存在し，その用途は多岐にわたる．これらの薬剤のうち，国外のみならず，国内においてもその使用の承認を厚生労働省より得ている薬剤が「国内承認材料」であり，安全性や治療効果の検証不足により，本国での使用承認を未だ得ていない薬剤が「国内未承認材料」である．

　国内未承認材料の中には，世界的にはすでに長期にわたって安全性とその効果が立証されているものもあり，幅広く臨床に応用されているものもある．よって本稿では，以下に垂直性骨欠損の治療に有用な代表的な薬剤を紹介する．

2 各未承認薬の種類とその効果

1. DFDBA / FDBA

1) DFDBA / FDBA とは

　DFDBA（demineralized freeze dried bone allograft；脱灰凍結乾燥骨）/FDBA（freeze dried bone allograft；凍結乾燥骨）は，主にアメリカで使用されているヒト由来の骨移植材である．全身疾患既往歴等をスクリーニングした屍体から採取した骨に一連の精製過程を経ることにより，感染源となり得る物質を除去したもので，その生物学的活性は骨誘導能と骨伝導能にある[1,2]．

　骨伝導能の主体を成すものが DFDBA/FDBA の中に含まれる BMP（bone morphogenetic protein；骨形成タンパク質）であり，その作用は未分化間葉細胞の誘導と定着，さらに骨欠損内部に充填した場合，そのマクロ的・ミクロ的表面形態に由来する骨伝導能と相まって，骨再生を促進する．よって，DFDBA/FDBA の生物学的活性は，内在する BMP-2，-4，-7 等の活性に由来するため，提供者の年齢やその生成法に強く依存する[3,4]．すでに長期にわたって臨床に応用されている薬剤なので，その臨床結果や基礎的な研究が豊富にあり，数ある骨移植材の中でも信頼性が高い材料の1つである．

歯周病専門医のアプローチ――Part ❹　国内未承認材料

2）文献的考察

　DFDBA は，骨移植材として垂直性骨欠損の治療のため単独で使用された場合でも，新付着を形成することが組織学的研究において証明されている．このことは，DFDBA が単体でも新生骨・歯根膜・セメント質を再生する能力を有していることを証明している[5,6]．また臨床的にも，DFDBA は OFD のみに比べて，より欠損深さを減少させる能力を呈し[7]，Reynolds のシステマティックレビューによると，OFD のみの群に比べて DFDBA 使用群は，骨縁下欠損の治療において著しい骨レベルの改善が認められた[8]．

　また，他の治療法との併用療法においても，その効果は認められている．エムドゲイン®と DFDBA との併用療法は，エムドゲインのみと比べて，骨縁下欠損の治療において，骨欠損の改善，歯槽骨頂の吸収抑制，骨欠損の改善が 50％，そして 90％を超えた頻度において有為であった[9]．

　一方，FDBA も骨縁下欠損の改善において有効であることが証明されているが，コントロールされた研究は少ない[10]．

　しかしながら，臨床的には FDBA の有効性を示す他の論文が存在し[11,12,13]，骨伝導能を比較した場合，FDBA は DFDBA より有効であることを示した論文も存在する[14]．このことから，scafford として再生に関与する細胞をより多く再生の場に提供することで，その臨床効果を発揮しているかも知れない．よって DFDBA 同様，他の治療法との併用療法においてもその効果を示すため，エムドゲインとの併用療法において，着実な臨床成績を認めたケースシリーズも存在する[15]．

　このように，臨床の場では DFDBA と FDBA の両者とも優れた臨床成績を発揮するため，その両者の使用の選択基準を明確にすることは困難である．両者の臨床成績を比較した研究においても，有意差は認められなかった[13]．このことは，生体の中の骨のリモデリングに取り込まれてしまえば，生成過程の違う両者とも骨誘導能と骨伝導能を発揮し，同様の臨床成績を表すと考えられる．

症例提示

○初　　診：2008 年 10 月 3 日．
○患　　者：男性，55 歳，非喫煙．
○主　　訴：歯周病を治したい．
○全身疾患：歯周疾患との関与が疑われる全身疾患の既往はなし．
○服用中の薬剤：なし．
○口腔の治療歴：過去，齲蝕に由来する治療を必要に応じて行った．
○口腔内診査：7⏌遠心部に 9mm の PPD を認める（図 1）．
○X 線写真診査：7⏌遠心部に垂直性骨欠損を認める（図 2）．
○診　　断：限局性慢性重度歯周病．

7̲ 遠心部に存在する深いPPDならびに垂直性骨欠損の改善のため，同部にFDBAを併用した歯周組織再生療法を行った．

7̲ 遠心部に歯槽頂切開を行い，全層弁にてフラップを挙上した後，骨縁下欠損を満たしている軟組織を除去したところ，幅広な2〜3壁性の垂直性骨欠損と露出根面に縁下歯石の付着が認められた（**図3，4**）．徹底的なSC/SRPを行った後，生理食塩水に浸したFDBA顆粒を欠損部に緊密に充填し（**図5**），非吸収性メンブレンにて覆った（**図6**）．その後，単純縫合にてフラップを閉鎖した（**図7**）．なお，残置したメンブレンは1カ月後に除去した．

術後1年，同部のPPDは3mmとなり，X線写真においても骨欠損部の改善が認められた（**図8，9**）．

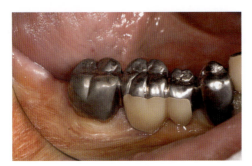

図1 7̲遠心部に深いPPDを認める

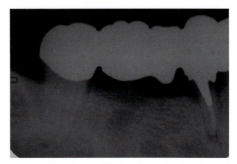

図2 X線写真上で7̲遠心部に垂直性骨欠損が認められる

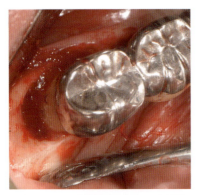

図3 フラップを開けると2〜3壁性の骨欠損が認められた

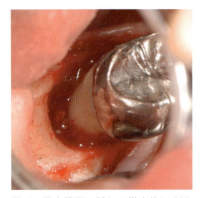

図4 露出根面に対して徹底的にSRPを行った

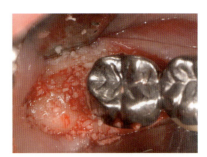

図5 根面処理後FDBAを填入した

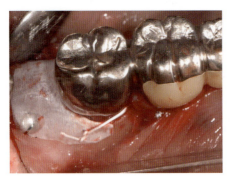

図6 非吸収性膜にて病変部を覆った

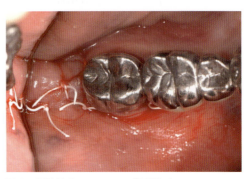

図7 単純縫合にてフラップ閉鎖した

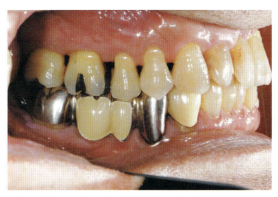

図8 術後1年後. 炎症所見は認められない

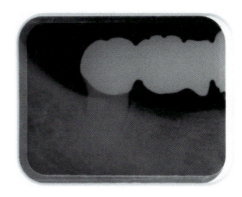

図9 術後1年後のX線写真上で骨レベルは平坦化している

2. rh-PDGF-BB

1) rh-PDGF-BBとは

　rh-PDGF-BB（組換えヒト血小板由来成長因子）とは，遺伝子組換え技術によって人工的に生成した，成長因子の一種であるPDGF-BBである．成長因子は，細胞の成長・増殖・分化を調節するタンパク質の総称であるが，その中の1つであるPDGFは，主に間葉系細胞（線維芽細胞，平滑筋細胞，骨芽細胞等）の遊走および増殖等の調節に関与する成長因子であり，創傷治癒過程で活性化する．これらの働きにより，rh-PDGF-BBは歯周組織再生療法のために用いられている．

2) 文献的考察

　動物を用いた組織学的研究において，PDGFはIGF-1（insulin-like growth factor-1；インスリン様成長因子1）との併用で露出根面に用いられた場合，同部に新生骨，新生セメント質を誘導することが報告されている[16]．よってrh-PDGF-BBは，歯周組織再生を促進する可能性を示し，実際にrh-PDGF-BBを臨床応用した研究では，β-TCPとの併用療法によって骨縁下欠損の治療に用いられた場合，骨欠損の改善において，β-TCP移植単独に比べて有為であることが報告されている[17]．また，CALの増加，PPDの減少についても，6カ月後の評価では有為であったことが報告されている[17]．同様に，rh-PDGF-BBとβ-TCPとの併用療法とβ-TCP移植単独との臨床比較研究において，術後36カ月の骨欠損の改善において，β-TCP移植単独に比べて有為であることが報告されている[18]．

　よって，rh-PDGF-BBは骨移植材と併用することによって，垂直性骨欠損の治療において，骨移植材単独療法よりも治癒を促進することが示される．

症例提示

- ○初　診：2012年2月1日.
- ○患　者：男性，62歳，非喫煙.
- ○主　訴：歯肉が腫れた.
- ○全身疾患：糖尿病（現在は薬物療法にて，良好にコントロールされている）.
- ○服用中の薬剤：グリメピリド（アマリール®），ピオグリタゾン塩酸塩（アクトス®）
- ○口腔の治療歴：5年前に全顎的に非外科的・外科的に歯周治療を行った.
- ○口腔内診査：臼歯部に深いPPDを認める．また，5 4|の全周には，5～9mmのPPDを認める（**図10**）.
- ○X線写真診査：5 4|に軽度の垂直性骨欠損，重度の水平性骨欠損が認められる（**図11**）.
- ○診　断：広範性重度慢性歯周炎.

7 6 5 4|連結ブリッジを除去したところ，5 4|に2～3度の動揺が認められた．そのため，咬合性外傷の緩和を図り，歯周基本治療後，6|のインプラント修復を行い，さらにその後，5 4|の歯周組織再生療法を行った．Simplified papilla preservation techniqueによってフラップを挙上し，軟組織デブライドメンドを行ったところ，特に4|に顕著な囲繞性の垂直性骨欠損が認められた（**図12**）.

徹底的なSC/SRP後（**図13**），EDTA（ethylene diamine tetraacetic acid；エチレンジアミン四酢酸）による根面処理後，PDGF製剤を露出根面に塗布し，垂直性骨欠損部をFDBAにて充填した（**図14**）．その後，フラップを改良型垂直マットレススーチャーに縫合，閉鎖した（**図15**）.

術後3年経過時には，同部のPPDは3～4mm，補綴物による連結固定は行っていないが，動揺は生理的範囲であった．X線写真上において垂直性骨欠損，さらに若干の水平性骨欠損の改善が認められた（**図16，17**）.

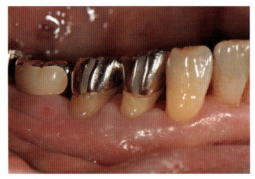

図10 5 4|の全周には，5～9mmのPPDを認める

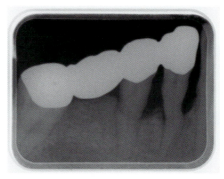

図11 5 4|に軽度の垂直性骨欠損，重度の水平性骨欠損が認められる

XI 歯周病専門医のアプローチ──Part ❹ 国内未承認材料

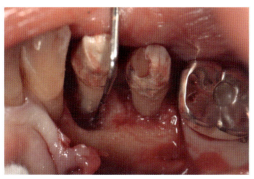

図12 4| に顕著な囲繞性の垂直性骨欠損が認められた

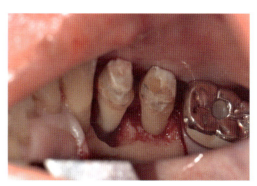

図13 露出根面に対して徹底的な SC/SRP を行った

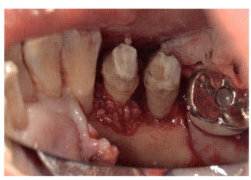

図14 根面処理後，PDGF 製剤を露出根面に塗布し，垂直性骨欠損部を FDBA にて充填した

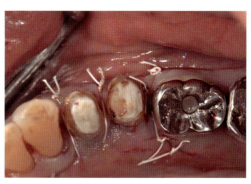

図15 フラップを改良型垂直マットレススーチャーに縫合，閉鎖した

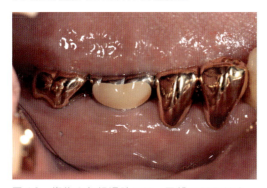

図16 術後 3 年経過時には，同部の PPD は 3 〜 4mm で安定している（鏡像）

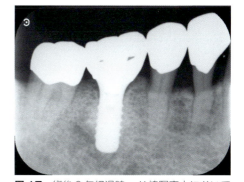

図17 術後 3 年経過時．X 線写真上において垂直性骨欠損，さらに若干の水平性骨欠損の改善が認められた

今後の展望

　歯科医学の発展に伴い，より効果的な新しい薬剤が開発されている．とりわけ，医科においても歯科においても，失われた組織を回復する再生医療に応用される材料の開発が，活発である．それらの薬剤が従来，治療困難といわれている症例に応用され，より良好な臨床結果をもたらすことを切に望む．

　しかしながらその一方で，新薬がもたらす潜在的なリスクに盲目となってしまうわけにはいかない．よって，そのバランスを見きわめることは，今後も重要である．

【参考文献】

1) Urist MR: Bone formation by autoinduction. Science. 1965；12:150（3698）:893-899.
2) Schwartz Z, et al: Ability of commercial demineralized freeze-dried bone allograft to induce new bone formation, J Periodontol, 1996 ;67（9）:918-926.
3) Shigeyama Y, et al: Commercially-prepared allograft material has biological activity in vitro. J Periodontol, 1995 ;66（6）:478-487.
4) Schwartz Z, et al: Addition of human recombinant bone morphogenetic protein-2 to inactive commercial human demineralized freeze-dried bone allograft makes an effective composite bone inductive implant material. J Periodontol, 1998 ;69（12）:1337-1345.
5) Bowers GM, et al: Histologic evaluation of new attachment apparatus formation in humans. Part II. J Periodontol, 1989 ;60（12）:675-682.
6) Bowers GM, et al: Histologic evaluation of new attachment apparatus formation in humans. Part III. J Periodontol, 1989 ;60（12）:683-693.
7) Mellonig JT, et al: Decalcified freeze-dried bone allograft as an implant material in human periodontal defects. Int J Periodontics Restorative Dent, 1984;4（6）:40-55.
8) Reynolds MA, et al: The efficacy of bone replacement grafts in the treatment of periodontal osseous defects,A systematic review. Ann Periodontol, 2003 ;8（1）:227-265.
9) Gurinsky BS, et al: Clinical evaluation of demineralized freeze-dried bone allograft and enamel matrix derivative versus enamel matrix derivative alone for the treatment of periodontal osseous defects in humans. J Periodontol, 2004 ;75（10）:1309-1318.
10) Mabry TW, et al: Freeze-dried bone allografts combined with tetracycline in the treatment of juvenile periodontitis. J Periodontol, 1985 ;56（2）:74-81.
11) Mellonig JT, et al: Clinical evaluation of freeze-dried bone allografts in periodontal osseous defects. J Periodontol, 1976 ;47（3）:125-131.
12) Barnett JD, et al: Comparison of freeze-dried bone allograft and porous hydroxylapatite in human periodontal defects. J Periodontol, 1989 ;60（5）:231-237.
13) Rummelhart JM: A comparison of freeze-dried bone allograft and demineralized freeze-dried bone allograft in human periodontal osseous defects. J Periodontol, 1989 ;60（12）:655-663.
14) Piattelli A, et al: Comparison of bone regeneration with the use of mineralized and demineralized freeze-dried bone allografts: a histological and histochemical study in man. Biomaterials. 1996 ;17（11）:1127-1131.
15) Rosen PS, et al: A retrospective case series comparing the use of demineralized freeze-dried bone allograft and freeze-dried bone allograft combined with enamel matrix derivative for the treatment of advanced osseous lesions. J Periodontol, 2002 ;73（8）:942-949.
16) Lynch SE, et al: A combination of platelet-derived and insulin-like growth factors enhances periodontal regeneration. J Clin Periodontol, 1989;16:545-548.
17) Jayakumar A , et al: Multicentre, randomized clinical trial on the efficacy and safety of recombinant human platelet-derived growth factor with b-tricalcium phosphate in human intraosseous periodontal defects. J Clin Periodontol, 2011; 38:163-172.
18) Nevins M, et al: Platelet-derived growth factor promotes periodontal regeneration in localized osseous defects: 36-month extension results from a randomized, controlled, double-masked clinical trial. J Periodontol, 2013;84:456-464.

おわりに

　一本の歯の命だけではなく，全身の命をも蝕む歯周病の全貌が次第に明らかになってきています．そしてインプラントの多くのトラブルが同時に明らかになるにつれ，天然歯を保存することの重要性がより一層叫ばれています．そして，そのための決め手は歯周治療ではないでしょうか．

　では，具体的に歯周病に罹患した歯はどのような病態を示すのでしょう．本書の編集代表者である和泉雄一先生の序文にあるように，垂直性骨欠損，根分岐部病変という形で多くの歯周炎が病態を示します．

　本書はその中で，歯科医師として臨床で最も遭遇する頻度が多い「垂直性骨欠損」にフォーカスを当てています．従来は治療法に終始することの多かった類書ですが，本書では治療法のみならず，なぜそのような欠損が生じるのかの病因論，また放置した場合のリスクなどについても言及し，垂直性骨欠損に対し包括的に解説を行った初めての本となっています．

　治療法においても，従来から基本治療（非外科治療）外科治療と進んでいきましたが，新しい選択肢としてレーザーの応用，MIST（Minimally invasive surgical therapy ＝ 最小限侵襲による歯周外科），また再生療法ではさまざまな術式から何をどう選択すべきかなど最新の知見を含め，多くの視点から包括的に焦点を当てています．その意味で本書は，現時点での「垂直性骨欠損に対する全て」といっても過言ではないかと思います．

　多くの歯科医師の方々が，歯周疾患，ひいては垂直性骨欠損に悩まされる方々の治療にあたり，本書を座右の書として活用していただき，天然歯の積極的な保存の一助となることを編著者として願ってやみません．

2016 年 10 月
二階堂雅彦

■編者
和泉 雄一（いずみゆういち）

■略 歴
1979年　東京医科歯科大学歯学部卒業
1983年　同大学大学院歯学研究科修了　歯学博士
　　　　同大学歯学部歯科保存学第2講座助手
1987年　ジュネーブ大学医学部歯学科講師（～1989年）
1992年　鹿児島大学歯学部歯科保存学講座(2)助教授
1999年　同講座教授
2007年　東京医科歯科大学大学院医歯学総合研究科教授（歯周病学分野）
2015年　日本歯周病学会理事長

■編者
二階堂雅彦（にかいどうまさひこ）

■略 歴
1981年　東京歯科大学卒業
1994年　タフツ大学歯学部歯周病学大学院（～1997年）
2000年　二階堂歯科医院（現，医療人嚆矢会社団二階堂歯科医院）開業
2003年　アメリカ歯周病学ボード認定専門医
2006年　東京歯科大学臨床教授
2008年　東京医科歯科大学歯周病学分野非常勤講師
2015年　日本臨床歯周病学会理事長

歯周治療成功が見えてくる
垂直性骨欠損への対応

発　行　平成28年10月20日　第1版第1刷
著　者　和泉 雄一，二階堂雅彦
©IGAKU JOHO-SHA Ltd., 2016. Printed in Japan
発行者　若松明文
発行所　医学情報社
　　　　〒113-0033 東京都文京区本郷3-24-6-105
　　　　TEL 03-5684-6811　FAX 03-5684-6812
　　　　URL http://www.dentaltoday.co.jp
　　印刷　株式会社シナノ
　　落丁・乱丁本はお取り替えいたします
　　禁無断転載・複写　ISBN978-4-903553-63-4